本科中药学类专业教学质量国家标准的研究与实践

——以广西本科中药学专业人才培养创新改革为例

朱华 田慧 主编

U0396752

广西科学技术出版社

·南宁·

图书在版编目（CIP）数据

本科中药学类专业教学质量国家标准的研究与实践：以广西本科中药学专业人才培养创新改革为例 / 朱华，田慧主编 . —南宁：广西科学技术出版社，2022.8（2024.1 重印）

ISBN 978-7-5551-1850-3

Ⅰ . ①本… Ⅱ . ①朱… ②田… Ⅲ . ①高等学校—中药学—人才培养—研究—中国 Ⅳ . ① R28

中国版本图书馆 CIP 数据核字（2022）第 177459 号

本科中药学类专业教学质量国家标准的研究与实践
——以广西本科中药学专业人才培养创新改革为例

BENKE ZHONGYAOXUE LEI ZHUANYE JIAOXUE ZHILIANG GUOJIA BIAOZHUN DE YANJIU YU SHIJIAN

YI GUANGXI BENKE ZHONGYAOXUE ZHUANYE RENCAI PEIYANG CHUANGXIN GAIGE WEI LI

朱 华 田 慧 主编

责任编辑：梁诗雨　　　　　　　　　　装帧设计：韦宇星
责任印制：韦文印　　　　　　　　　　责任校对：冯 靖

出 版 人：卢培钊　　　　　　　　　　出版发行：广西科学技术出版社
社　　址：广西南宁市东葛路 66 号　　邮政编码：530023
网　　址：http：//www.gxkjs.com
印　　刷：北京虎彩文化传播有限公司

开　　本：787 mm×1092 mm　1/16
字　　数：305 千字　　　　　　　　　印　　张：14.5
版　　次：2022 年 8 月第 1 版　　　　印　　次：2024 年 1 月第 2 次印刷
书　　号：ISBN 978-7-5551-1850-3
定　　价：68.00 元

编委会

致谢

本项目获得广西高等教育本科教学改革工程项目资助，项目承担学校：广西中医药大学，项目名称：本科中药学类专业教学质量国家标准的研究与实践，项目编号：2018JGA189。

主编简介

朱华 博士，中药学二级教授，博士研究生导师，广西高层次人才，国务院政府特殊津贴专家。历任广西中医学院中药鉴定学教研室主任、药学系党总支副书记、校长助理、分管教学副校长、校党委副书记，桂林医学院党委书记，广西中医学院院长，广西中医学院党委书记，广西中医药大学党委书记，广西民族大学党委书记，教育部首届高等学校中药学类专业教学指导委员会副主任委员。现任广西壮族自治区人民政府参事，广西民族医药专家委员会主任委员，广西中医药大学学术委员会主任委员，壮瑶药协同创新中心、广西壮瑶药重点实验室、广西民族药资源与应用工程研究中心主任，国家级一流专业中药学带头人，教育部高等学校中药学类专业教学指导委员会委员，国家中医药管理局重点学科建设专家委员会委员，全国药学类规划教材编写委员会副主任委员，教育部高等学校中药学类教指委"中药鉴定学"课程联盟副理事长，世界中医药学会联合会道地药材多维评价专业委员会副会长，中国民族医药学会科普分会副会长，国家药品监督管理局中药材质量监测与评价重点实验室学术带头人，全国第四次中药资源普查（广西）技术专家委员会副主任委员，广西民族医药协会名誉会长，广西本科高等学校中医中药类教学指导委员会副主任委员，广西一流学科中药学带头人，广西重点学科壮药学带头人。全国中医药规划教材《中药鉴定学》主编、《壮药药材学》主编、"壮瑶药研究"丛书主编。主持国家自然科学基金项目、科技部项目、国际合作交流项目等国家及省部级项目 20 多项，发表论文 280 多篇，主编学术专著 18 部，其中以第一完成人获第六届中国民族图书奖，中国民族医药协会科技进步奖一等奖，全国首届民族医药科技发明奖二等奖，第十二届全国多媒体课件大赛（高教医学组）一等奖，第二十六届中国西部地区优秀科技图书奖一等奖，中华中医药学会科普著作奖二等奖，广西壮族自治区科学技术进步奖一等奖、二等奖共 2 项，广西壮族自治区自然科学奖二等奖，广西普通本科高校优秀教材一等奖，广西医药卫生适宜技术推广奖一等奖 3 项。培养中药民族医药（壮瑶药）博士 14 人。

　　田慧　博士，教授。现任广西中医药大学中药鉴定教研室主任，为广西中医药管理局重点学科中药鉴定学带头人，兼任中华中医药学会中药鉴定分会常务理事、中国中西医结合学会分子生药学分会常委、中国中药鉴定学教育研究会常务理事。从事中药品种、品质与分子生药学研究。主持包括国家自然科学基金在内的科研课题20余项。公开发表论文80余篇，主编教材3部、专著1部。获国家级奖项：全国多媒体课件大赛高教医学组一等奖1项，中国民族医药学会学术著作三等奖1项。获省部级、厅级奖项：广西高等教育自治区级教学成果奖二等奖1项、三等奖2项，广西高校教育教学软件应用大赛一等奖1项，广西医药卫生适宜技术推广奖三等奖1项。

序

　　中药学是中华民族在长期生产生活实践和防治疾病过程中形成的具有中国传统医药特色的学科。中药学与中医学是中华优秀传统文化的重要组成部分，二者相互依存、相互支撑，是保障中华民族繁衍昌盛和人类健康不可或缺的学科体系。《本科中药学类专业教学质量国家标准》指出，加强中药高等教育内涵式发展，提高中药人才培养质量，是推动中医药现代化进程，实现为人民提供更好的医药卫生保健服务的需要。为了适应社会需求，推动中医药传承精华、守正创新，进行符合中医药自身规律的、以中医药思维能力培养为重要切入点的、多元化的中药学专业人才培养体系改革势在必行。

　　广西壮族自治区不仅具有中药资源优势，还具有少数民族的特色医药资源优势。广西中医药大学在推进中药学专业人才培养模式改革的过程中，高度重视满足中医药与民族医药事业发展和国家战略需求，在加强中药学专业内涵建设、强化中医药思维培养的同时，注重壮瑶医药思维的培养，提升师资队伍水平，完善课程体系改革，加强教材的编写，不断提高中药学专业人才的培养质量，形成了"培养适应民族地区特点的高素质中药学专业人才"的办学特色，为进一步推进中药学国家一流专业建设与学校的教育教学改革奠定坚实的基础。

　　该书以广西本科中药学专业人才培养创新改革为例，开展中药学专业课程教学改革与实践研究。其研究课题于 2018 年获得广西高等教育本科教学改革工程立项，分别从研究背景、现状分析、国家标准内涵、质量评价体系等方面进行阐述，对本科中药学类专业教学质量国家标准进行实践探索，取得了一些富有创新性的理论研究与实践成果。例如，以培养适应民族地区特点的高素质中药学专业人才为导向，结合民族地区特点，提出在加强中医药思维培养中融入壮瑶医药思维的培养，突出"以学生发展为中心"，进行教学范式革命，形成独具特色、符合社会发展的新型中药学专业人才培养体系；提出加强和改进中药学专业建设的意见和建议，组建按国家标准进行教学改革的以从事中医药（民族药）优秀人才培养为目标的"卓越中药师"班组，真正全面落实本科中药学类专业教学质量国家标准等。

该书推广使用现代信息工具的教学方法，推进启发式教学，采用探究式、参与式、研究性教学等新教学法，旨在提高学生发现问题、分析问题和解决问题的能力。

该书对推进中药学一流专业建设工作向纵深发展，培养更多符合国家质量标准的高素质中药人才，具有重要的参考价值、借鉴价值。

2022 年 8 月

（序作者匡海学教授系教育部高等学校中药学类专业教学指导委员会主任委员、国家级教学名师）

前言

　　中药学是以中医药理论为指导，研究中药基本理论、资源利用、物质基础、作用机理、应用方式、质量控制、新药研发与生产、安全性与有效性评价、营销与管理等相关方面理论、技术、方法及应用的一门学科。中药人才培养质量对推动中医药现代化进程具有基础性、先导性和全局性的作用，是中药继承与发展的核心。中药高等教育自创立以来，就与中医高等教育共生、共存、共发展，但是中药高等教育的知识传承、教育教学、人才成长规律等方面的研究与实践远落后于中医高等教育。

　　为深入贯彻落实党的十八大精神，坚持党的教育方针，适应我国经济社会发展和医药卫生体制改革需要，全力推进中药高等教育内涵式发展，全面提高中药高等教育人才培养质量，教育部高等学校中药学类专业教学指导委员会于2013年开始研究制定《本科中药学类专业教学质量国家标准》，强调要确立科学的质量观，以观念转变带动学校人才培养水平的提升。当前中药高等教育正从规模发展向内涵式发展转变，尽管一些学校在中药学专业建设的过程中，根据区域中医药产业发展情况对中药学专业培养目标进行了一定的调整，但从总体来看，中药学专业仍然存在较突出的问题，如专业定位不明确、专业建设不规范、办学条件参差不齐等。新形势下反思中药高等教育的历史与现实、深化中药学专业人才培养模式改革、全面提高中药学专业人才培养质量、切实推动中药高等教育内涵式发展是当前亟待解决的关键问题。

　　《本科中药学类专业教学质量国家标准》指出，申请设置中药学类专业的院校，在制订人才培养方案时应遵循中医药高等教育规律和中药人才成长规律，体现传承有特色、创新有基础、服务有能力的专业培养要求。培养目标独具特色，具有时代性、创新性、科学性、可操作性，培养规格定位准确，符合经济社会发展和中医药事业发展需要，注重德智体美劳全面协调发展和中医药思维的培养，更有利于推进人才培养机制改革。

　　"本科中药学类专业教学质量国家标准的研究与实践"项目以广西中医药大学为例，对本科中药学类专业教学质量国家标准进行实践探索，以培养适应民族地区特点的高素质中药学专业人才为导向，加强在中医药思维培养中融入壮瑶医药思维的培养，突出"以学生为中心"，进行教学范式革命，力争形成独具特色的、符合社会发展的新型中药学培养体系，深化中药学专业人才培养模式的改革，提出加强和改进中药学专业建设的意见和建议，组建按国家标准进行教学改革的以从事中医药（民族药）优秀人才培养为目标的"卓越中药师"班组，真正全面落实《本科中药学类专业教学质量国家标准》，不断推进中药学专业建设工作向前发展，培养更多高素质的符合国家质量标准的中药人才。

在教学改革中主要加强中医药思维培养，尤其是融入壮瑶医药思维的培养，包括人才培养方案、课程体系、教学大纲、教材、实践教学等的改革深化，体现以学生为中心，将传统教学范式－传授范式向新教育范式－学习范式转变。在教学改革中以中药学专业的学生为实验对象，分为两组，一组学生按照现有的教学模式进行授课，另一组进行一对一教学，即教师对一到两名学生进行个性化培养，利用第二课堂增加"临床中药（壮瑶药）学""中药（壮瑶药）炮制学"及壮瑶医药相关课程的学习，安排学生课余时间在标本馆及药师山见习，安排部分课时进行新教育范式－学习范式的教学，新旧教育范式融合起来，将讲授、复述、操作与练习、示范、讨论、小组合作、引导式探索、契约、角色扮演、计划、探究、自我评价等 12 种教学方法连接起来，根据不同的教学目标采用多元教学方法，并对教学改革效果进行评价。评价方式分为对学生的评价（通过测验、考试、就业率）、学生对改革的评价（通过问卷调查方式）、社会评价（通过问卷调查方式）。

本书对该项目进行总结，通过实践探索，组建了按国家标准进行教学改革的以从事中医药（民族药）优秀人才培养为目标的"卓越中药师"班组；加强中医药思维培养，融入壮瑶医药思维的培养，形成国内外特色鲜明的中药学专业人才培养模式；首次在国内外引入"临床中药（壮瑶药）学""中药（壮瑶药）炮制学"等特色课程体系，以培养适应民族地区特点的高素质中药学专业人才为导向的人才培养改革模式；创新教育范式－学习范式进行教学改革，使中药学专业进一步凸显特色，提升了课程建设水平和专业建设水平，创设高效的学习环境以助学生成才成长，使学生具备现代社会需要的能力和素质，以培养更多中药本科优秀人才。

目录

第一部分
研究背景

第二部分
本科中药学类专业教学质量国家标准

第三部分
本科中药学类专业教学质量评价体系

第四部分

民族地区本科中药学类专业教学质量国家标准实践探索与创新改革
——以广西中医药大学为例

第五部分
研究探讨与展望

第一部分
研究背景

一、理论依据和现实问题

　　进入 21 世纪，经济全球化和国际医药市场竞争日趋激烈，中医药产业和大健康产业发展迅速，社会对中药学类专业人才的需求与日俱增。中药高等教育的根本目的是为中医药事业发展培养高素质的中药人才。《国家中长期教育改革和发展规划纲要（2010—2020）》明确提出，提高质量是高等教育发展的核心任务，是建设高等教育强国的基本要求。加强中药高等教育内涵式发展，提高中药人才培养质量，是推动中医药现代化进程，实现为人民提供更好的医药卫生保健服务的需要。为深入贯彻落实党的十八大精神和党的教育方针，适应我国经济社会发展和医药卫生改革需要，全力推进中药高等教育内涵式发展，全面提高中药高等教育人才培养质量，教育部高等学校中药学类专业教学指导委员会于 2013 年开始，研究制定了《本科中药学类专业教学质量国家标准》，强调要确立科学的质量观，以观念转变带动学校人才培养水平的提升。新形势下反思中药高等教育的历史与现实，深化中药学专业人才培养模式改革，全面提高中药学专业人才培养质量，切实推动中药高等教育内涵式发展是当前亟待解决的关键问题。

　　目前不少学校的中药学专业建设存在培养目标针对性不强、课程体系庞杂、知识结构零乱、实践适应性差、人才培养模式定位论证不足等问题，同时专业课程体系西化的现象日趋严重，保持中药特色已成为构建中药学专业课程体系必须突破的瓶颈。为了适应社会需求，同时也使中医药更好地发扬和传承，进行符合中医药自身规律的、以中医药思维能力培养为切入点的、多元化的中药学专业人才培养体系改革势在必行。

二、研究意义

　　中药学是以中医药理论为指导，研究中药基本理论、资源利用、物质基础、作用机理、应用方式、质量控制、新药研发与生产、安全性与有效性评价、营销与管理等相关方面理论、技术、方法及应用的一门学科，是中华民族在长期生产生活实践过程中，总结临床防治疾病经验所形成的具有中国传统医药特色的学科。中华人民共和国成立以来，中药高等教育在党和政府的正确领导下，已经完成了从传统教育方式向现代教育方式的转变。中药人才培养对于推动中医药现代化进程具有基础性、先导性和全局性作用，是中药继承与发展的核心。

　　广西壮族自治区中药学专业在推进人才培养模式改革的过程中，须适应广西中医药与民族医药事业发展和国家东盟战略需求，切合实际，确保《本科中药学类专业教学质量国家标准》在广西的真正实施。立足广西中药资源和少数民族多样性医药资源优势，加强中药学专业内涵建设，在加强中医药思维培养的同时加入壮瑶医药思维的培养，提升师资队伍水平，完善课程体系改革，加强教材的编写，不断提高中药学专业人才培养质量，形成"培养适应民族地区特点的高素质中药学专业人才"的办学特色，对推进中医药大学中药学专业建设与学校的教育教学改革具有十分重要的意义。

　　科学制定质量标准是教学质量保障的前提，是教学质量监控的依据，是实现对教学全过程、全环节、全方位的质量保障，可以促进教学活动的持续改进和教学质量的持续提高，推进教学水平和人才培养不断迈上新台阶。

三、国内外研究的现状分析

　　中药高等教育自创立以来，就与中医高等教育共生、共存、共发展，但是中药高等教育的知识传承、教育教学、人才成长规律等方面的研究与实践远落后于中医高等教育。当前中药高等教育正从规模发展向内涵式发展转变，尽管一些学校在中药学专业建设的过程中，根据区域中医药产业发展状况对中药学专业人才培养目标进行了一定的调整，但从总体来看，中药学专业仍然存在较突出的问题，如专业定位不明确、专业建设不规范、办学条件参差不齐等。本项目拟对《本科中药学类专业教学质量国家标准》在广西高校的实践情况进行研究，旨在构建中药学类专业国家标准在民族地区的实施体系，为培养适应民族地区特点的高素质中药学专业人才做出新贡献。

四、存在的问题与困难

　　中药学专业建设存在培养目标定位不明确，课程体系庞大杂乱，知识结构系统连贯性差，实践教学弱化，人才培养模式同质化等问题；同时西药的冲击对中药学专业影响大，保持中药特色已成为构建中药学专业课程体系不可忽视的问题。

1. 教学方法陈旧

　　中药学的学科专属性决定了中药学需要记忆诸多内容的特点，从药材产地、采集到加工处理，再到四性五味、升降浮沉、归经，以及制剂生产都需要熟记于心。中药学是一门综合性应用学科，对基础及专业知识要求十分广泛，还要求与相关学科有机结合，是独具特色的一门学科。中药学对实践能力的要求很高，通过理论联系实际的教学方法，必须以切实提高学生的操作能力为目标，从"以教材为中心、以教师为中心、以课堂为中心"的老三中心向"以学生发展为中心、以学生学习为中心、以学习效果为中心"的新三中心转变。

2. 课程教学模式单一

不少院校的课程教学方式表现为教师照本宣科。教师的课程教学形式少，变通不灵活，授课方式单一守旧，课堂缺乏激情，学生兴致低。同时，中国传统教育方式——以"教"为中心的思想影响深远，"填鸭式"教学的主导地位一直是教师，导致学生形成一种不经思考的被动接受知识的习惯，以听为主；学生的学习状态与需求也经常被教师忽略，能动性的培养要求被降低。课程考察方式单一，传统的闭卷考试依旧被大部分教师采用，作为学期末中药学课程评价的主要方式，卷面成绩依旧被当作主要标准，综合运用知识的能力及整个学期的随堂表现被忽视。由此可见，现行的教学方法不利于学生创新思维和自主学习能力的培养。由于现有教学模式与教学手段的守旧、僵化及单一，学生的发散思维能力在一定程度上被限制了。教师机械地灌输知识导致学生被动接受，从而逐步丧失学习热情。

在当下教学模式下，还存在一个严重及普遍的问题——知识点考完即忘。大部分时间被学生用在功效及临床应用的背记上，不带思考、不经理解地机械背读，以致应付完考试后，在短短的几天时间内自动、无意识地忘记所学内容。

3. 学生实践的意愿不高

中药学实践学习在高校教学中依旧是一个需要持续思考的项目。目前实践教学仍是各大高校的一大薄弱点，这是由于中药学课程涉及一些晦涩难懂的理论知识，也是课程内容多而杂这个特点导致的结果。教师必须花费大量的时间帮助学生理解理论知识，占用的时间相应增多，学生自主利用的时间就减少了。现阶段，部分中药学专业的教学方式依旧以理论教学为主，没有对课堂实验教学进行创新，无法做到将学生的兴趣与实践课程相结合，更不能带动学生主动参与药学实践，从而导致学生实践应用的机会减少，实践意愿不高，做不到学以致用，更不能将实践与理论知识相结合。据反馈，部分教师的课堂实验教学缺乏实效性和创新性，已经严重影响中药学实践教学环节中实践能力的培养效果。由于实践能力培养方案的不完善，实践应用要求对大部分学生来说不仅不能提升自己，反而因为要上交多项材料的烦琐步骤而降低了对实践课程的兴致。个人兴趣与实践效果密切相关，积极性的欠缺使得课程效果大打折扣。为了达到实践课程的预期效果，教师应做好充分的准备，尤其是做好实践课程的教学设计。在课堂教学过程中结合就业前景，针对医药单位对人才的需求和要求，调动学生的学习主动性和积极性，高效培养学生的实践能力，有学、有趣、有效。

4. 学生"学习"思维不正确

高校学生大多都有一个问题：不能合理分配课余时间。在本科教育里学好课本上的理论知识仍然被少数学生奉为圭臬，认为只要学好课堂知识就达到要求，学习观念仍旧停留在高中阶段。学生们对"大学"的含义并没有理解通透，所谓"大学"是指"大人之学"。作为一个成年人，除了要遵纪守法，努力汲取知识提升自己，还应该思考如何有效运用知识，如何成为一个更好的自己。作为一名中药学专业的本科生，在课堂认真学习掌握理论知识的前提下，更应该思考如何将理论知识运用起来，重视中药学实践。中药学专业的课程学习越来越多，知识量不仅在内容上得到积累，更应在广度上得到延伸。如果不能及时意识到实践学习的重要性，不重视实践能力的培养，后期就会跟不上教师上课的进度。此类问题的存在不仅让教师无法达到中药学实践教学的目的，也使学生耽误自己的时间，最终浪费宝贵的学习机会。因此，作为中药学的本科生，必须有端正的学习态度，把理论课程学习重视起来的同时也要把实践学习纳入个人能力提升项目中。在学生实践管理上，作为教师需要对学生在药学实践环节中急功近利的想法加以重视，及时引导，避免实践教学的失败。中药学本科生如果仅把学习重心放在期末考核的理论知识方面，忽略将来就业后的实践能力培养，这是十分不明智的。为了扭转这种不正确的学习思维，实践教学安排应该适当增加学生了解药材栽培、加工处理、制剂、生产销售，以及医药单位人才引进要求、待遇等的机会。只有切身实际认识了解课本知识在生产生活和就业上的应用，学生才能明白自己需要学习什么，需要掌握到什么程度，需要如何去培养自己的这些能力，为步入社会做好准备。学生与教师须同步，教师作为领航人要优化后期实践管理，以帮助学生清晰地认识到中药学专业实践能力培养的重要性。

5. 实践教学环境与体系不完善

培养实践力强的综合型医学人才，要求医药类高校必须建立健全学生实践能力培养方针政策并建设与之相辅相成的配套实验室，同时实践项目的挖掘和推行也必不可少。课程的专业实习、寒暑假社会实践及毕业实习等环节目前仍是高校针对中药学专业学生实践能力培养的主要方式。据调查，培养学生实践能力的有效途径之一是在寒暑假进行社会实践。寒暑假社会实践可以促使学生合理利用时间，把中药学基础理论加以巩固，与此同时还可以提前了解以后的工作要求和环境。新形势下反思中药高等教育的历史与现实、深化中药学专业人才培养模式改革、全面提高中药学专业人才培养质量、切实推动中药高等教育内涵式发展是当前亟待解决的关键问题。

五、体系建立的必要性

自进入 21 世纪，世界经济呈现全球化发展趋势，市场竞争日趋激烈也体现在了医药行业。中国医药行业的发展体现在中医药产业和大健康产业的迅猛发展，以及对中药学类专业人才的大量需求和更高的要求。为中医药事业发展培养高素质的中药学类人才，满足市场需求，改善当前中药学类人才紧缺情况是中药高等教育的根本目的。就当前国内国际双循环的新发展格局下，亟待解决的关键问题是总结中药高等教育发展历史遗留问题、改善中药高等教育现状、深化中药高等教育人才培养模式改革、全面提高中药高等教育人才培养质量、切实推动中药高等教育内涵式发展。

为满足中国特色社会主义中药学专业人才需求，同时更好地弘扬传承中医药事业，以中医药思维能力培养作为切入点，进行符合中医药自身规律的、多元化的中药学专业人才培养体系改革实是大势所趋。本项目以广西中医药大学中药学专业为例进行教学改革，在推进中药人才培养模式改革的过程中，立足广西中医药与民族医药事业发展和国家东盟战略的需求，确保《本科中药学类专业教学质量国家标准》的实施，通过整合广西中药资源等对中药学专业内涵进行全面建设，在重视中医药思维培养的同时注入壮瑶医药思维的培养，依托中药学类课程体系改革，提升师资队伍水平，拓展社会实践活动，加强培养学生理论与实际结合的能力，从而全面提高中药学专业人才质量。

六、解决对策

中药学是中华民族在悠长的岁月里经过生产生活实践沉淀下来的瑰宝，它总结了临床防治疾病经验所形成的中国传统医药特色的一门独特学科。中华人民共和国成立以来，中药高等教育在党和政府的正确领导下，已经完成了从传统教育方式向现代教育方式的转变。中药人才培养质量对于推动中医药现代化进程具有基础性、全局性和先导性作用，是中药继承与发展的核心。

本项目拟在原有项目"中药学特色专业及课程一体化建设"的基础上，结合《本科中药学类专业教学质量国家标准》在广西的实际应用，在培养中医药思维的同时引入壮瑶医药思维，形成独具特色的符合广西实际情况的新型中药学培养体系，包括人才培养方案、课程体系、教学大纲、教材、实践教学等的改革深化，将新旧教育范式融合起来，充分发挥新教育范式—学习范式的优势，弥补传统教学的不足。

1. 打造文化气息浓厚的校园环境

坚持以文化人、以文育人的理念，校园内随处可见的雕塑、石刻、书法、文化长廊等人文景观不仅是广西中医药大学独特的校园风景，也是向学生讲述中医药文化故事的重要阵地。既营造了良好的校园文化氛围，也让学生在潜移默化中感受博大精深的中医药文化魅力，提升了中医药文化涵养，锤炼了中医药思维。如"老子出关""问道""论道"等蕴含的文化内涵无不体现着做人做学问的精髓，对学生的成长、成才起到了熏陶与培养的作用。

2. 建立具特色的实践平台

为了加深学生对中药学专业的认识和理解，使其掌握并巩固一定的专业知识，广西中医药大学建立了室内的中药调剂实训室、中药民族药辨识馆、药用植物腊叶标本研展馆、广西特色药材研展馆等，以及室外的仙葫药圃、药王谷、药师山，形成了中药学、壮瑶药学的整体培训场地。中药调剂实训室按临床一线的中药调剂平台设计，供学生学习实践；中药民族药辨识馆展示了上千种中药材、饮片及常用壮瑶药药材，供学生学习掌握真伪鉴别的知识，并建立药材二维码学习资源库，便于学生进行深入学习；药用植物腊叶标本研展馆结合第四次全国中药资源普查的成果，展示了主要源自广西的腊叶标本，供学生学习药用植物学相关知识；广西特色药材研展馆展示广西道地药材及其资源分布沙盘，供学生了解药材的资源；仙葫药圃与药王谷、药师山组成"立体南药展示馆"，是药用植物学、中药栽培学等核心课程的野外实训基地。每个馆或基地各有特色，相互联系、相互补充，不仅有中药，还有壮瑶药等，以凸显广西药材浓郁的地域特色和民族特色，是学生学习、技能培训的重要阵地，同时也是教师不断提升个人专业能力的重要平台。这些实践平台以实物展示，让学生更加直观、生动地掌握中医药、壮瑶药知识，进一步提高中医药思维、壮瑶医药思维指导下的实践能力。

3. 建设高水平的教师队伍

要适应地区特点进行人才培养，首先是培养教师的中医药思维和壮瑶医药思维，进一步提高教师业务水平，对教师进行中医药知识和壮瑶医药知识培训，尤其对非中医中药类专业背景的教师必须开展相关的中医药知识培训。通过举办教师示范教学、教学沙龙等活动，发挥优秀教师的示范作用，分享其教学经验和心得，促进教师之间的教学交流学习。此外还鼓励教师参加各级各类教学技能竞赛，以赛促教，教学相长。

4. 加强实践教学

在实践中药学专业的人才培养改革过程中，体现 "以学生为中心"，着眼于实践，注重提升学生应用能力。构建实验、见习、实训、实习、第二课堂五大模块组成的立体实践教学体系。实践教学与大学生兴趣小组、创新创业课题、科研课题、实验技能竞赛等相结合，可提高学生学习的积极性，培养学生创新思维，获得较好的教学效果。通过实验实训教学、课程见习、寒暑假社会实践、毕业实习等一系列的教学实践环节，培养学生的中医药思维，提高学生发现问题、解决问题的能力，同时开阔视野。广西中医药大学成立神农科研小组、壮瑶民族药兴趣小组，团委组织学生开展"三下乡"活动，"药之声"专业文化节暨中药文化成果展等一批实践活动寓学于乐，大大提高了学生学习的兴趣，让学生在潜移默化中既巩固了专业知识，又提高了创业实践能力。

5. 加强学生后期的实践管理

（1）时间管理优化，增加实践活动。

由于中药学科的基础课理论知识系统庞杂，学生在自我知识转化和深刻领悟方面有一定的困难，教师可以把知识的疑难点和重点有条不紊地记录下来，并将其上传至线上的教学系统，引导学生查漏补缺。在课外的自学中，学生可以在课前查阅材料，预习有关的知识，也可以通过课后的反复复习来获得更多的信息。一方面，让学生能够更好地理解所学的内容，节省教师的授课时间；另一方面，还能切实激励学生在课余实践中进行有序的计划和系统性的学习，优化时间管理解决了学生在中药学理论知识学习的问题后，课后实践活动时间也将变得充盈，有利于优化实践教学环节，培养学生实践能力，真正做到学以致用。

（2）思维培养优化，重视实践能力。

从学生开始学习时，学校和教师就应该使其认识到中医药临床实习对其专业发展生涯的重要意义，从而增强学生对中医药临床实习的重视。学校可以根据已参加工作的学生在就业中的成败经验，以生动的小故事来指导学生树立理论与实践相结合的观念，使学生能够做到理论与实践互不耽误。同时教师在教学实践的过程中，要注重对学生实习过程中的各个阶段进行实时的指导，适时地给予协助，以促进其形成正确的学习观念。学校教育主管部门要借鉴国内外先进的实践技能，树立良好的理念，逐步构建以培养学生实践应用能力为中心的教育环境与制度，坚持"以人为本"的教育理念，根据学生的实际需要和反馈，不断地完善自身的实践教学系统。教师在对同学的实践成绩表现进行评审时，也要对其进行最优的调节及全面综合且多维度的评估。比如，对学生的实际实践效果的问卷调查和反馈制的改革，可以采用更加科学、客观的考查方法，例如"实习心得制""学习情况总结制"等。实践的后期也不能简单结束，可以用团队小组的方式来做实践合作交流，用幻灯片（PPT）来展现实习经过，提高学生的实际动手能力，既可以加强学生的集体协作意识，培养学生集体团队精神，又可以有效提高学生的实践应用能力。

（3）实践管理体系优化，有效培养学生。

目前，我国中药学科临床实习教学改革虽然已刻不容缓，但是乃必须坚持逐步推进的方针。针对不同时期学生的学习适应性，匹配合适的实践课程，将课堂知识与实践应用有机地结合起来，确保学生能够顺利、高质量地进行实践活动。在教学过程中，教师应始终遵循中医药基本原理与临床实践互相促进的教学观念，密切关注学生的临床实践状况，做出客观正确的评判，也要对学生进行适时地激励并修改相应的教学方案。学校有关部门实施实践教学计划时要考虑学生的现实状况，使其与教授的课堂知识与课外实践应用活动紧密结合，相辅相成，增强学生的实践能力，从而达到培养复合型中药学专业人才的目的。在中药学实践管理教学系统的建设后期，要将实践教学融入学习的各个环节。学校应该为学生创造良好的实践环境，与优秀的医药单位合作，给学生提供参观、学习、培训的机会等，从而培养出德智体美劳高素质发展的全面人才。

七、研究小结

　　中药学是中华民族在长期生产生活实践过程中，总结临床防治疾病经验所形成的具有中国传统医药特色的学科。随着经济全球化和国际医药市场竞争日趋激烈，以及中医药事业前景大好的发展形势下，社会对中药学类专业人才的需求与日俱增。新时代如何培养高素质的中药人才，以满足中医药事业的蓬勃发展，是现今中药高等教育的核心问题。

　　本课题组在现有中药学工作的基础条件上，以培养适应民族地区特点的高素质中药学专业人才为导向，加强在中医药思维培养中融入壮瑶医药思维的培养，突出"以学生为中心"，进行教学范式革命，形成独具特色的，符合广西实际情况的新型中药学培养体系，深化中药学专业人才培养模式的改革，提出加强和改进中药学专业建设的意见和建议，组建按国家标准进行教学改革的以从事中医药（民族药）优秀人才培养为目标的广西第一个"卓越中药师"班组，真正全面落实《本科中药学类专业教学质量国家标准》，不断推进中药学专业建设工作向前发展，培养更多高素质、符合国家质量标准的中药人才，为广西努力建设世界一流的中药学科贡献力量。

参考文献

[1] 谢杰.浅谈当前中药专业教学中存在的问题及改进措施[J].继续医学教育，2022，36（2）：41-44.

[2] 徐一新，惠斌，李伟民，等.应用技术型高校药学专业实践教学体系的构建[J].药学教育，2020，36（2）：66-71.

[3] 李斌，陈勇，甄汉深，等.中药学专业本科教学内容与课程体系整体优化的研究与实践[J].广西中医学院学报，2012，15（1）：111-113.

[4] 匡海学.中药学专业人才培养改革问题的思考[J].中医杂志，2015，56（16）：1355-1358.

[5] 唐建红，黄佳伊，刘川玉.中药学课程授课现状及改革探讨[J].中国中医药现代远程教育，2018，16（19）：18-20.

[6]刘宏炳，燕雪花，田树革.论新形势下中医药学专业学生管理工作的实践与探索[J].中国民族民间医药，2008，17（8）：3-4.

[7]吴秀彩，梁爽，冯旭，等.关于提高药学类本科后期实践教学质量的探讨[J].教育现代化，2019，6（86）：191-193.

[8]匡海学.厚基础　重传承　提高中药学专业人才培养质量[J].中医教育，2014，33（3）：1-3.

第二部分

本科中药学类专业教学质量国家标准

一、质量标准说明

质量为王，标准先行。实现高等教育内涵式发展，关键是要牢牢抓住提高质量这个"纲要"。本科教育是高等教育的基础和根本，专业是人才培养的基本单元和基础平台，教学过程规范是教学质量保障体系建设的重要组成部分。《本科中药学类专业教学质量国家标准》的发布，实现中药学类专业教学的政府以标准来管理、高校以标准来办学、社会以标准来监督，用标准加强引导、加强建设、加强监管。以"标准为先，使用为要"实现标准落实应用，让标准发挥以标促改、以标促建、以标促强的作用。

《本科中药学类专业教学质量国家标准》是中药学专业认证的主要标准，该标准依据《中华人民共和国高等教育法》《中华人民共和国教师法》《中华人民共和国中医药法》《中华人民共和国中医药条例》《普通高等学校本科专业设置管理规定》《国家中长期教育改革和发展规划纲要（2010—2020年）》《国务院关于扶持和促进中医药事业发展的若干意见》《教育部关于全面提高高等教育质量的若干意见》，以及教育部、国家卫生健康委员会（原国家卫生和计划生育委员会）、国家中医药管理局其他相关的法规及文件，参照《普通高等学校基本办学条件指标（试行）》《普通高等学校本科教学工作合格评估方案（试行）》《普通高等学校本科专业目录和专业介绍（2012年）》《高等学校本科教育中药学专业设置基本要求（试行）》《执业药师资格制度暂行规定》《高等学校本科中药学专业规范》《本科医学教育标准——中医学专业（暂行）》，并参考了美国、澳大利亚、日本等国家药学教育专业认证标准等制定。《本科中药学类专业教学质量国家标准》以邓小平理论、"三个代表"重要思想和科学发展观为指导，坚持立德树人，在遵循高等教育和中药学教育规律的基础上，根据中药高等教育的特点，突出中药学类专业办学特色，建立中药学类专业教育质量保障体系。该标准包括适用专业范围、学制与学位、中药学类专业毕业生应达到的基本要求及办学标准四个部分，以及本科中药学、中药资源与开发、中草药栽培与鉴定、中药制药等专业的专业设置、专业建设及专业认证，以本科中药学类专业教育为适用对象，是本科中药学类专业设置、专业建设、专业评价与认证的最基本要求和必须达到的标准。各院校的本科中药学类专业教育都必须以此标准为最低标准，制订教育目标和教育计划，建立教育评估和质量保障制度与机制。该标准适用于我国中药高等教育评价与认证，包括学校自评、专家组考察、评价与认证建议的提出和结论发布等实施步骤，尊重学校依法自主办学的权利，鼓励学校发展办学特色，为学校留有专业个性发展的空间。该标准在实践中要不断修订和完善，以适应中医药事业和中药高等教育不断发展的需要。

《本科中药学类专业教学质量国家标准》的发布与全世界重视人才培养质量的发展潮流相一致，对建设中国特色、世界水平的高等教育质量标准体系具有重要的标志性意义。

二、专业教学质量标准

（一）师资质量标准

《普通高等学校本科专业类教学质量国家标准（下）》中的《中药学类教学质量国家标准》对师资质量做出以下要求：

1. 师资数量

申请设置中药学类专业，必须有稳定的、结构合理的教师队伍，申请设置的新专业，专任教师总数不得少于 35 人；已开办中医学专业的学校，申请设置的新专业专任教师总数不得少于 30 人，专任教师中具有中医药高等教育背景的比例不低于 40%，具有硕士、博士学位的比例不低于 50%，外聘教师占专任教师的比例不高于 20%。

申请设置中药学类专业的院校，核心课程必须设立相应的教学基本组织（教研室、课程组），至少配备专任教师 3 人（包括具有副教授以上职称的 1 人）。中医学基础、临床中药学、方剂学、中药炮制学等专业课程不得外聘教师，并严格执行教师资格准入制度。每门课程教学实验室必须配备 1 名以上具有中级以上技术职称的实验技术人员。

开设中药学类专业，教师数量必须符合中药学类专业的办学规模和目标定位，满足教学、科研和服务的需要，专任教师整体数量符合教育部普通高等学校基本办学条件指标合格标准。

开设中药学类专业，必须有一定数量中药行业、产业专家学者、企业家、创新创业成功者等作为兼职教师。

2. 师资结构

中药学类专业教师队伍结构必须满足教学、科研、社会服务的需求，保证中药学类专业可持续发展。

中药学类专业教师队伍应包括专任教师与兼职教师。专任教师队伍专业技术职称、年龄结构和学缘结构合理，35 岁以下的教师必须具有硕士及以上学位。

中药学类专业的专业负责人一般应具有中药学、药学或中医学学历教育背景的正高级专业技术职称，学术造诣较高。

中药学类专业的专业课程负责人应具有中药学或相关学科学历教育背景。

承担中药学类专业实验（实践）教学的教师中应具有足够数量的研究生学历或高级职

称人员。

3. 师资政策

开设中药学类专业的院校必须保障教师的合法权利，有明确的师资政策并能有效执行。

开设中药学类专业的院校必须明确规定教师职责，实施教师资格认定制度和教师聘任制度，被聘任教师必须具有良好的职业道德及与其学术等级相称的学术水平和教学能力，能够承担相应的课程和规定的教学任务。

开设中药学类专业的院校必须建立教师参与教育计划制订和教育管理决策的机制，使教师理解专业定位、培养目标、课程体系与考核评价方式等。

开设中药学类专业的院校必须建立鼓励教师积极参与教学的政策及相应绩效评估制度，定期对教师的绩效进行评估检查与反馈。

（二）教材质量标准

普通高等学校教材管理办法

教材〔2019〕3 号

第一章　总则

第一条　为贯彻党中央、国务院关于加强和改进新形势下大中小学教材建设的意见，全面加强党的领导，落实国家事权，加强普通高等学校（以下简称高校）教材管理，打造精品教材，切实提高教材建设水平，根据《中华人民共和国教育法》《中华人民共和国高等教育法》等法律法规，制定本办法。

第二条　本办法所称高校教材是指供普通高等学校使用的教学用书，以及作为教材内容组成部分的教学材料（如教材的配套音视频资源、图册等）。

第三条　高校教材必须体现党和国家意志。坚持马克思主义指导地位，体现马克思主义中国化要求，体现中国和中华民族风格，体现党和国家对教育的基本要求，体现国家和民族基本价值观，体现人类文化知识积累和创新成果。

全面贯彻党的教育方针，落实立德树人根本任务，扎根中国大地，站稳中国立场，充分体现社会主义核心价值观，加强爱国主义、集体主义、社会主义教育，引导学生坚定道路自信、理论自信、制度自信、文化自信，成为担当中华民族复兴大任的时代新人。

第四条　国务院教育行政部门、省级教育部门、高校科学规划教材建设，重视教材质量，突出教材特色。马克思主义理论研究和建设工程重点教材实行国家统一编写、统一审核、统一使用。

第二章　管理职责

第五条　在国家教材委员会指导和统筹下，高校教材实行国务院教育行政部门、省级教育部门和高校分级管理。

第六条　国务院教育行政部门牵头负责高校教材建设的整体规划和宏观管理，制定基本制度规范，负责组织或参与组织国家统编教材等意识形态属性较强教材的编写、审核和使用，指导、监督省级教育部门和高校教材工作。

其他中央有关部门指导、监督所属高校教材工作。

第七条　省级教育部门落实国家关于高校教材建设和管理的政策，指导和统筹本地区高校教材工作，明确教材管理的专门机构和人员，建立健全教材管理相应工作机制，加强对所属高校教材工作的检查监督。

第八条　高校落实国家教材建设相关政策，成立教材工作领导机构，明确专门工作部门，健全校内教材管理制度，负责教材规划、编写、审核、选用等。高校党委对本校教材工作负总责。

第三章　教材规划

第九条　高校教材实行国家、省、学校三级规划制度。各级规划应有效衔接，各有侧重，适应不同层次、不同类型学校人才培养和教学需要。

第十条　国务院教育行政部门负责制定全国高等教育教材建设规划。继续推进规划教材建设，采取编选结合方式，重点组织编写和遴选公共基础课程教材、专业核心课程教材，以及适应国家发展战略需求的相关学科紧缺教材，组织建设信息技术与教育教学深度融合、多种介质综合运用、表现力丰富的新形态教材。

第十一条　省级教育部门可根据本地实际，组织制定体现区域学科优势与特色的教材规划。

第十二条　高校须根据人才培养目标和学科优势，制定本校教材建设规划。一般高校以选用教材为主，综合实力较强的高校要将编写教材作为规划的重要内容。

第四章　教材编写

第十三条　教材编写依据教材建设规划以及学科专业或课程教学标准，服务高等教育教学改革和人才培养。教材编写应符合以下要求：

（一）以马克思列宁主义、毛泽东思想、邓小平理论、"三个代表"重要思想、科学发展观、习近平新时代中国特色社会主义思想为指导，有机融入中华优秀传统文化、革命传统、法治意识和国家安全、民族团结以及生态文明教育，努力构建中国特色、融通中外的概念范畴、理论范式和话语体系，防范错误政治观点和思潮的影响，引导学生树立正确的世界观、人生观和价值观，努力成为德智体美劳全面发展的社会主义建设者和接班人。

（二）坚持理论联系实际，充分反映中国特色社会主义实践，反映相关学科教学和科研最新进展，反映经济社会和科技发展对人才培养提出的新要求，全面准确阐述学科专业的基本理论、基础知识、基本方法和学术体系。选文篇目内容积极向上、导向正确，选文作者历史评价正面，有良好的社会形象。

（三）遵循教育教学规律和人才培养规律，能够满足教学需要。结构严谨、逻辑性强、体系完备，能反映教学内容的内在联系、发展规律及学科专业特有的思维方式。体现创新性和学科特色，富有启发性，有利于激发学习兴趣及创新潜能。

（四）编排科学合理，符合学术规范。遵守知识产权保护等国家法律、行政法规，不得有民族、地域、性别、职业、年龄歧视等内容，不得有商业广告或变相商业广告。

第十四条　教材编写人员应经所在单位党组织审核同意，由所在单位公示。编写人员应符合以下条件：

（一）政治立场坚定，拥护中国共产党的领导，认同中国特色社会主义，坚定"四个自信"，自觉践行社会主义核心价值观，具有正确的世界观、人生观、价值观，坚持正确的国家观、民族观、历史观、文化观、宗教观，没有违背党的理论和路线方针政策的言行。

（二）学术功底扎实，学术水平高，学风严谨，一般应具有高级专业技术职称。熟悉高等教育教学实际，了解人才培养规律。了解教材编写工作，文字表达能力强。有丰富的教学、科研经验，新兴学科、紧缺专业可适当放宽要求。

（三）遵纪守法，有良好的思想品德、社会形象和师德师风。

（四）有足够时间和精力从事教材编写修订工作。

第十五条　教材编写实行主编负责制。主编主持编写工作并负责统稿，对教材总体质量负责，参编人员对所编写内容负责。专家学者个人编写的教材，由编写者对教材质量负全责。主编须符合本办法第十四条规定外，还须符合以下条件：

（一）坚持正确的学术导向，政治敏锐性强，能够辨别并抵制各种错误政治观点和思潮，自觉运用中国特色话语体系。

（二）具有高级专业技术职称，在本学科有深入研究和较高造诣，或是全国知名专家、学术领军人物，在相关教材或学科教学方面取得有影响的研究成果，熟悉教材编写工作，有丰富的教材编写经验。

第十六条　高校教材须及时修订，根据党的理论创新成果、科学技术最新突破、学术研究最新进展等，充实新的内容。建立高校教材周期修订制度，原则上按学制周期修订。及时淘汰内容陈旧、缺乏特色或难以修订的教材。

第十七条　高校要加强教材编写队伍建设，注重培养优秀编写人才；支持全国知名专家、学术领军人物、学术水平高且教学经验丰富的学科带头人、教学名师、优秀教师参加教材编写工作。加强与出版机构的协作，参与优秀教材选题遴选。

"双一流"建设高校与高水平大学应发挥学科优势，组织编写教材，提升我国教材的原创性，打造精品教材。支持优秀教材走出去，扩大我国学术的国际影响力。

发挥高校学科专业教学指导委员会在跨校、跨区域联合编写教材中的作用。

第五章　教材审核

第十八条　高校教材实行分级分类审核，坚持凡编必审。

国家统编教材由国家教材委员会审核。

中央有关部门、省级教育部门审核本部门组织编写的教材。高校审核本校组织编写的教材。专家学者个人编写的教材由出版机构或所在单位组织专家审核。

教材出版部门成立专门政治把关机构，建强工作队伍和专家队伍，在所编修教材正式送审前，以外聘专家为主，进行专题自查，把好政治关。

第十九条　教材审核应对照本办法第三、十三条的具体要求进行全面审核，严把政治关、学术关，促进教材质量提升。政治把关要重点审核教材的政治方向和价值导向，学术把关要重点审核教材内容的科学性、先进性和适用性。

政治立场、政治方向、政治标准要有机融入教材内容，不能简单化、"两张皮"；政治上有错误的教材不能通过；选文篇目内容消极、导向不正确的，选文作者历史评价或社会形象负面的、有重大争议的，必须更换；教材编写人员政治立场、价值观和品德作风有问题的，必须更换。

严格执行重大选题备案制度。

第二十条　教材审核人员应包括相关学科专业领域专家和一线教师等。高校组织教材审核时，应有一定比例的校外专家参加。

审核人员须符合本办法第十四条要求，具有较高的政策理论水平、较强的政治敏锐性和政治鉴别力，客观公正，作风严谨，经所在单位党组织审核同意。充分发挥高校学科专业教学指导委员会、专业学会、行业组织专家的作用。

实行教材编审分离制度，遵循回避原则。

第二十一条　教材审核采用个人审读与会议审核相结合的方式，经过集体充分讨论，形成书面审核意见，得出审核结论。审核结论分"通过""重新送审"和"不予通过"三种。

除统编教材外，教材审核实行盲审制度。具体审核程序由负责组织审核的机构制定。自然科学类教材可适当简化审核流程。

第六章　教材选用

第二十二条　高校是教材选用工作主体，学校教材工作领导机构负责本校教材选用工作，制定教材选用管理办法，明确各类教材选用标准和程序。

　　高校成立教材选用机构，具体承担教材选用工作，马克思主义理论和思想政治教育方面的专家须占有一定的比例。充分发挥学校有关职能部门和院（系）在教材选用使用中的重要作用。

　　第二十三条　教材选用遵循以下原则：

　　（一）凡选必审。选用教材必须经过审核。

　　（二）质量第一。优先选用国家和省级规划教材、精品教材及获得省部级以上奖励的优秀教材。

　　（三）适宜教学。符合本校人才培养方案、教学计划和教学大纲要求，符合教学规律和认知规律，便于课堂教学，有利于激发学生学习兴趣。

　　（四）公平公正。实事求是，客观公正，严肃选用纪律和程序，严禁违规操作。

　　政治立场和价值导向有问题的，内容陈旧、低水平重复、简单拼凑的教材，不得选用。

　　第二十四条　教材选用坚持集体决策。教材选用机构组织专家通读备选教材，提出审读意见。召开审核会议，集体讨论决定。

　　第二十五条　选用结果实行公示和备案制度。教材选用结果在本校进行公示，公示无异议后报学校教材工作领导机构审批并备案。高校党委重点对哲学社会科学教材的选用进行政治把关。

第七章　支持保障

　　第二十六条　统筹利用现有政策和资金渠道支持高校教材建设。国家重点支持马克思主义理论研究和建设重点教材、国家规划教材、服务国家战略需求的教材以及紧缺、薄弱领域的教材建设。高校和其他教材编写、出版单位应加大经费投入，保障教材编写、审核、选用、研究和队伍建设、信息化建设等工作。

　　第二十七条　把教材建设作为高校学科专业建设、教学质量、人才培养的重要内容，纳入"双一流"建设和考核的重要指标，纳入高校党建和思想政治工作考核评估体系。

　　第二十八条　建立优秀教材编写激励保障机制，着力打造精品教材。承担马克思主义理论研究和建设工程重点教材编写修订任务，主编和核心编者视同承担国家级科研课题；承担国家规划专业核心课程教材编写修订任务，主编和核心编者视同承担省部级科研课题，享受相应政策待遇，作为参评"长江学者奖励计划""万人计划"等国家重大人才工程的重要成果。审核专家根据工作实际贡献和发挥的作用参照以上标准执行。教材编审工作纳入所在单位工作量考核，作为职务评聘、评优评先、岗位晋升的重要指标。落实国家和省级教材奖励制度，加大对优秀教材的支持。

第八章　检查监督

第二十九条　国务院教育行政部门、省级教育部门负责对高校教材工作开展检查监督，相关工作纳入教育督导考评体系。

高校要完善教材质量监控和评价机制，加强对本校教材工作的检查监督。

第三十条　出现以下情形之一的，教材须停止使用，视情节轻重和所造成的影响，由上级或同级主管部门给予通报批评、责令停止违规行为，并由主管部门按规定对相关责任人给予相应处分。对情节严重的单位和个人列入负面清单；涉嫌犯罪的，依法追究刑事责任。

（一）教材内容的政治方向和价值导向存在问题。

（二）教材内容出现严重科学性错误。

（三）教材所含链接内容存在问题，产生严重后果。

（四）盗版盗印教材。

（五）违规编写出版国家统编教材及其他公共基础必修课程教材。

（六）用不正当手段严重影响教材审核、选用工作。

（七）未按规定程序选用，选用未经审核或审核未通过的教材。

（八）在教材中擅自使用国家规划教材标识，或使用可能误导高校教材选用的相似标识及表述，如标注主体或范围不明确的"规划教材""示范教材"等字样，或擅自标注"全国""国家"等字样。

（九）其他造成严重后果的违法违规行为。

第三十一条　国家出版管理部门负责教材出版、印刷、发行工作的监督管理，健全质量管理体系，加强检验检测，确保教材编印质量，指导教材定价。

第九章　附则

第三十二条　省级教育部门和高校应根据本办法制定实施细则。作为教材使用的讲义、教案和教参以及数字教材参照本办法管理。

高校选用境外教材的管理，按照国家有关政策执行。高等职业学校教材的管理，按照《职业院校教材管理办法》执行。

第三十三条　本办法自印发之日起施行，此前的相关规章制度，与本办法有关规定不一致的，以本办法为准。已开始实施且难以立刻终止的，应在本办法印发之日起6个月内纠正。

本办法由国务院教育行政部门负责解释。

（三）课程设计质量标准

《普通高等学校本科专业类教学质量国家标准（下）》中的《中药学类教学质量国家标准》对课程设计做出以下标准：

1. 主干学科

（1）中药学专业的主干学科为中药学、中医学、化学。

（2）中药资源与开发专业的主干学科为中药学、生物学。

（3）中药制药专业的主干学科为中药学、化学、化学工程与技术。

（4）中草药栽培与鉴定专业的主干学科为中药学、生物学、作物学。

2. 核心课程

（1）申请设置中药学专业，必须开设中医学基础、临床中药学、方剂学、药用植物学、中药化学、中药药剂学、中药鉴定学、中药炮制学、中药药理学、中药分析、药事管理学等课程。

（2）申请设置中药资源与开发专业，必须开设临床中药学、植物生理学、药用植物学、药用植物生态学、药用植物栽培学、中药资源学、中药生物技术、中药化学、中药产品与开发等课程。

（3）申请设置中药制药专业，必须开设化工原理、工程制图、中药化学、中药药剂学、中药制剂分析、中药制药分离工程、中药制药工艺学、中药制药设备和车间设计等课程。

（4）申请设置中草药栽培与鉴定专业，必须开设临床中药学、药用植物学、药用植物栽培学、药用植物育种学、药用植物组织培养学、药用植物病虫害防治学、中药材加工与炮制学、中药鉴定学等课程。

3. 主要课程

（1）思想道德修养与通识教育课程。

中药学类专业课程计划中必须开设思想道德修养与通识教育课程，通过思想素质、道德修养、普通基础知识与中药学类专业教育有机结合，达到促进学生全面发展的目标。

思想道德修养与通识教育课程应主要包括：国家规定开设的思想政治理论、体育、外语、高等数学、物理学、数理统计学、计算机基础和就业创业指导等课程，以及包含这些内容的整合课程。

（2）基础课程。

中药学专业的基础课程应主要包括：基础化学（无机化学、有机化学、分析化学、物理化学）、解剖生理学、微生物学、免疫学、生物化学、药理学、药用植物学、中医学基础、中医诊断学等课程，以及包含这些内容的整合课程。

中药资源与开发专业的基础课程应主要包括：基础化学（无机化学、有机化学、分析化学、物理化学）、植物生理学、药用植物学、药用植物生态学、中医学基础、临床中药学等课程，以及包含这些内容的整合课程。

中药制药专业的基础课程应主要包括：中医学基础、临床中药学、基础化学（无机化学、有机化学、分析化学、物理化学）、化工原理、工程制图、中药化学等课程，以及包含这些内容的整合课程。

中草药栽培与鉴定专业的基础课程应主要包括：基础化学（无机化学、有机化学、分析化学、物理化学）、植物生理学、植物生物化学、药用植物学、药用植物生态学、中医学基础、临床中药学等课程，以及包含这些内容的整合课程。

（3）专业课程。

中药学专业的专业课程应主要包括：中药古典文献、临床中药学、方剂学、中药化学、中药药理学、中药鉴定学、中药炮制学、中药药剂学、中药分析、药事管理学等课程，以及包含这些内容的整合课程。

中药资源与开发专业的专业课程应主要包括：药用植物栽培学、中药药理学、中药化学、中药生物技术、中药资源学、中药鉴定学、中药质量分析、中药材加工与炮制学、中药药剂学、中药资源综合利用与产品开发、药事管理学等课程，以及包含这些内容的整合课程。

中药制药专业的专业课程应主要包括：中药炮制学、中药药剂学、药用高分子材料学、中药分析、中药制药分离工程、中药制药工艺学、中药制药设备和车间设计、药品生产质量管理规范等课程，以及包含这些内容的整合课程。

中草药栽培与鉴定专业的专业课程应主要包括：药用植物栽培学、药用植物育种学、药用植物组织培养学、药用植物病虫害防治学、中药材加工与炮制学、中药分析、土壤肥料学通论、中药资源学、中药化学、中药鉴定学等课程，以及包含这些内容的整合课程。

（4）实践环节。

中药学类专业课程计划中必须安排满足专业培养目标要求的实践教学环节。

申请设置中药学类专业，实验学时不少于520学时，实训、实习和社会实践时间不少于22周，并达到教学计划与教学大纲的要求。

（四）教学大纲质量标准

《高等学校本科教育中药学专业设置基本要求（试行）》对中药学专业设置做出以下要求：

1. 培养目标

培养适应社会主义现代化建设和中医药事业发展需要的，德、智、体、美全面发展，具备中药学基础理论、基本知识、基本技能以及相关的中医学、药学等方面的知识和能力，掌握一定的人文社会科学、自然科学和中国传统文化知识，能从事中药生产、科研、教学、管理等方面工作，具有良好职业道德和职业素质，富有创新意识的中药专门人才。

2. 专业培养要求

本科中药学专业学生在完成学业时，专业水平应达到以下要求：

（1）掌握中医药基础理论和临床用药的基本知识，掌握常用中药的性能、功效、中药七情配伍和用药禁忌、用药方法、常用剂量。

（2）掌握中药品种鉴定、质量分析的基本理论与技能。

（3）掌握中药化学成分的提取、分离和检测的基本原理与技能。

（4）掌握中药药理学与毒理学的基本理论与实验技能。

（5）掌握中药炮制加工、制剂制备和制剂分析的基本理论与技能。

（6）熟悉药事管理的法规、政策与营销的基本知识。

（7）具备一定的自然科学和人文社会科学知识。

（8）掌握一门外语，能查阅本专业外文资料。

（9）熟练运用计算机，掌握文献检索、资料查询的基本方法。

（10）具有一定的科学研究和实际工作能力。

（11）了解中药学科及相关学科的学术发展动态。

（五）人才培养质量标准

《本科中药学类专业教学质量国家标准》对中药学类专业人才培养做出以下要求：

1. 人才培养方案的制定

申请设置中药学类专业的院校制定人才培养方案应遵循中医药高等教育规律和中药人才成长规律，体现传承有特色、创新有基础、服务有能力的专业培养要求。培养目标具有时代性，培养规格定位准确，符合经济社会发展和中医药事业发展需要，具有特色。培养方案具有创新性、科学性、可操作性，注重知识、能力、素质协调发展和中医药思维的培养，有利于推进人才培养机制改革。

2. 人才培养方案的优化

开设中药学类专业的院校应根据社会对中药学人才的需求，适时更新培养方案，明确人才培养目标定位，体现先进科学的专业教育思想，建立吸纳利益方参与方案研究制定的有效机制，发挥产学研用在人才培养中的协同作用。

（六）理论课质量标准

《普通高等学校本科专业类教学质量国家标准（下）》中的《中药学类教学质量国家标准》对理论课做出以下要求：

1. 教学内容更新

中药学类专业教学内容更新应深入研究经济社会和中药产业发展对中药人才知识、能力、素质结构的要求以及科学发展的需要，将中药行业与产业发展形成的新知识、新成果、新技术引入教学内容，集成、整合已有教学改革成果，重视对学生创新精神、实践能力和创业能力的培养。减少课程间教学内容简单重复问题。能与国家执业药师资格考试衔接。

2. 教学方法改革

开设中药学类专业的院校必须重视以学生为中心、以提高学生自主学习能力和创新创业能力为目的的教学方法改革，推广使用现代信息工具的教学方法，推进启发式教学，采用探究式、参与式、研究性教学等新的教学法，以提高学生发现问题、分析问题和解决问题的能力。

3. 科学方法教育

开设中药学类专业的院校必须在教学期间实施科学方法教育，注重中医药思维、批判性思维和创新思维的培养，使学生养成科学思维，掌握科学方法。

（七）实验课质量标准

《本科中药学类专业教学质量国家标准》对实验课做出以下要求：

1. 实践环节

中药学类专业课程计划中必须安排满足专业培养目标要求的实践教学环节。

（1）学时。

申请设置中药学类专业实验学时不少于 520 学时，实训、实习和社会实践时间不少于 22 周，并达到教学计划与教学大纲的要求。

（2）实验。

开设中药学类专业的院系课程计划中综合性、设计性实验的课程占实验课程总数的比例应达到 90% 以上。应开设一定数量的创新性实验。实验学时符合国家相关文件规定。

开设中药学类专业的院系实验教学指导教师的配备应满足每位学生均能在实验操作过程中得到教师具体指导要求。

开设中药学类专业的院系应适时更新实验内容。

（3）实训。

开设中药学类专业的院系课程计划中应保证学生进行一定学时（学分）的实训，满足学生在仿真情境中获得知识综合运用的能力。

2. 实验条件

（1）申请设置中药学类专业的院校应按照教育计划的要求，设置与本专业开设课程相适应的实验室及标本室，购置必要的实验教学仪器设备及标本，总值不少于 400 万元，并根据学校 5 年内本专业计划发展规模，生均不少于 1 万元。

（2）开设中药学类专业的院校应设有无机化学、有机化学、物理化学、分析化学、微生物学、免疫学、药理学、中药药理学、中药化学、中药药剂学、中药炮制学、中药鉴定学、中药分析等专业实验室或实验中心。实验室建设符合国家规范，每个实验室设专人管理，管理制度完善。

（3）中药学类专业仪器设备能够满足实验教学需要，有专人负责保管维护，保证维修资金和对本科学生开放。

（八）实习环节质量标准

1.《本科中药学类专业教学质量国家标准》对实习的要求

（1）实习。

开设中药学类专业的院系课程计划中必须安排认知实习、生产（岗位）实习和毕业论文（设计）。

学生毕业论文（设计）选题必须依据专业培养目标要求，紧密结合科研与生产的实际问题，保证学生一人一个题目，进行毕业论文答辩。

必须加强毕业论文（设计）的指导，校内指导教师每人指导的学生数不超过 6 人，校外实习基地指导教师每人指导的学生数不超过 3 人。

（2）社会实践。

开设中药学类专业的院系课程计划中应保证学生进行必要学时的社会实践，建立学生深入社会开展实践教育和创新创业教育的有效机制，开拓学生社会视野，促进学生业务素质和综合素质的提升。

（3）实践基地。

申请设置中药学类专业的院校应建立相对固定的实习基地，满足教学实习等环节的需要。实习基地有专人负责实习工作，带教教师应具有普通高等学校本科及以上学历。

开设中药学类专业的院校必须建立稳定的本专业学生认知实习、生产实习、毕业实习的实践基地。有专门部门和专职人员负责实践教学的领导和管理工作，制度完善，实践教学质量管理和考评机制健全。

开设中药学类专业的院校必须有能够满足教学要求的相对稳定的校外实习基地和野外见习基地，建立相应的管理体系与协调机制，保证实践教学。

实习基地的指导教师必须具备中级以上职称或经验丰富。

鼓励建立创新创业基地。

2.《教育部关于加强和规范普通本科高校实习管理工作的意见》对实习管理的意见

（1）充分认识实习的意义和要求。

充分认识实习的意义。实习是人才培养的重要组成部分，是深化课堂教学的重要环节，是学生了解社会、接触生产实际，获取、掌握生产现场相关知识的重要途径，在培养学生实践能力、创新精神，树立事业心、责任感等方面有着重要作用。

准确把握新时代实习的要求。当前，新一轮科技革命和产业革命奔腾而至，正在迅速改变着生产模式和生活模式。以数字化、网络化、智能化、绿色化为代表的新型生产方式，对产业运营、人力资源组织管理提出了新的要求。高校必须坚持"以本为本"、落实"四个回归"，积极应变、主动求变，把实习摆在更加重要的位置，加强实习教学改革与研究，健全实习教学体系、规范实习安排、加强条件保障和组织管理，切实加强和规范实习工作，确保人才培养质量不断提升。

（2）规范实习教学安排。

加强实习教学体系建设。高校要根据《普通高等学校本科专业类教学质量国家标准》和相关政策对实践教学的基本要求，结合专业特点和人才培养目标，系统设计实习教学体系，制定实习大纲，健全实习质量标准，科学安排实习内容。鼓励根据实习单位实际工作需求凝练实习项目，开展研究性实习，推动多专业知识能力交叉融合。

合理安排实习组织形式。高校要根据专业特点和实习内容，确定实习的组织形式。各类实习原则上由学校统一组织，开展集中实习。根据专业特点，毕业实习、顶岗实习可以允许学生自行选择单位分散实习。对分散实习的学生，要严格实习基地条件、实习内容的审核，加强实习过程指导和管理，确保实习质量。

科学制订实习方案。高校要根据实习内容，按照就地就近、相对稳定、节省经费的原则，选择专业对口、设施完备、技术先进、管理规范、符合安全生产等法律法规要求的单位进行实习。要打破理论教学固化安排，根据单位生产实际和接收能力，错峰灵活安排实习时间，合理确定实习流程。

选好配强实习指导教师。高校和实习单位应当分别选派经验丰富、业务素质好、责任心强、安全防范意识高的教师和技术人员全程管理、指导学生实习。对自行选择单位分散实习的学生，也要安排校内教师跟踪指导。高校要根据实习教学指导和管理需要，合理确定校内指导教师与实习学生的比例。

（3）加强实习组织管理。

抓好实习的组织实施。高校应当会同实习单位共同制订实习计划，明确实习目标、任务、考核标准等，共同组织实施学生实习。实习指导教师要做好实习学生的培训，现场跟踪指导学生实习工作，检查学生实习情况，及时处理实习中出现的问题，做好实习考核。严禁委托中介机构或者个人代为组织和管理学生实习工作。

明晰各方的权利义务。高校在确定实习单位前须进行实地考察评估，确定满足实习条件后，应与实习单位签订合作协议，明确双方的权利、义务以及管理责任。未按规定签订合作协议的，不得安排学生实习。

加强学生教育管理。高校要做好学生的安全和纪律教育及日常管理。实习单位要做好学生的安全生产、职业道德教育。学生应当尊重实习指导教师和现场技术人员，遵守学校和实习单位的规章制度和劳动纪律，保守实习单位秘密，服从现场教育管理。

做好学生权益保障。高校和实习企业要为学生提供必要的条件及安全健康的环境，不得安排学生到娱乐性场所实习，不得违规向学生收取费用，不得扣押学生财物和证件。实习前，高校应当为学生购买实习责任险或人身伤害意外险。

加强跟岗、顶岗实习管理。跟岗、顶岗实习是培养应用型人才必不可少的实践环节，各高校要科学组织，依法实施。严格学校、实习单位、学生三方实习协议的签订，明确各自的权利义务和责任。严格遵守工作时间和休息休假的规定，除临床医学等相关专业及实习岗位有特殊要求外，每天工作时间不得超过 8 小时、每周工作时间不得超过 44 小时，不得安排加班和夜班。要保障顶岗实习学生获得合理报酬的权益，劳动报酬原则上不低于相同岗位试用期工资标准的 80%。要保障未成年人的合法权益，不得安排未满 16 周岁的学生顶岗实习。

（4）强化实习组织保障。

健全工作责任体系。高校是实习管理的主体，学校党政主要负责人是第一责任人，要负责建立实习运行保障体系。教务部门是实习管理的责任部门，要组织开展实习教学改革与研究，建立健全实习管理制度，明确相关部门工作职责和工作流程，做好实习工作的检查督导。各教学单位要会同实习单位落实管理责任，加强实习组织管理，做好安全及其他突发事件的风险处置。

加强实习基地建设。高校要不断深化产教融合，大力推动实习基地建设，鼓励建设满足多专业实习需求的综合性、开放共享型实习基地。要加强实习基地质量建设，充分发挥国家级工程实践教育中心等高水平实习基地的示范引领作用，以国家级、省级一流专业建设带动一流实习基地建设。要结合实习基地条件和实习效果，对实习基地进行动态调整。

推进实习信息化建设。支持有条件的省级教育行政部门和高校加强实习信息化建设，建立实习信息化管理平台，实现校企双方的实习需求信息对接，加强实习全过程管理。支持高校加强现代信息技术、虚拟仿真技术在实习中的应用，鼓励开发相应的虚拟仿真项目替代因生产技术、工艺流程等因素限制无法开展的现场实习。

加大实习经费投入。高校要加大实习经费投入，确保实习基本需求。要积极争取实习单位支持，降低实习成本，确保实习质量。

加强实习工作监管。省级教育行政部门要加强对高校实习工作的监管，重点监督高校本科生培养方案中实习环节设置是否科学合理、实习组织管理是否规范、学生安全和正当权益是否得到保障、实习经费是否充足、实习效果是否达到预定目标等。对实习工作扎实、实习教学改革与研究成效显著的高校予以表彰。对实习过程中存在的违规行为及时查处，对监管不力、问题频发、社会反响强烈的学校和地方，要约谈相关负责人，督促其落实主体责任，并在一定范围内进行通报批评。

（九）毕业论文质量标准

《普通高等学校本科专业类教学质量国家标准（下）》中的《中药学类教学质量国家标准》对毕业论文（设计）做出以下要求：

学生毕业论文（设计）选题必须依据专业培养目标要求，紧密结合科研与生产的实际问题，保证学生一人一个题目，并进行毕业论文（设计）答辩。

必须加强毕业论文（设计）的指导，校内指导教师每人指导的学生数不超过 6 人，校外实习基地指导教师每人指导的学生数不超过 3 人。

（十）考试环节质量标准

《本科中药学类专业教学质量国家标准》对考试环节做出以下要求：

1. 学生成绩评价

（1）学生成绩评价体系。

开设中药学类专业的院校必须建立学生成绩全过程评价体系和评价标准。

开设中药学类专业的院校必须积极开展考试方法的研究与改革。

开设中药学类专业的院校必须对学生考核类型及成绩评定方法有明确的规定和说明，实施形成性和终结性评价，全面评价学生的专业知识、技能、行为、态度和思维能力、分析与解决问题的能力，自主学习能力、沟通交流能力及创新创业能力。

（2）考试与学习的关系。

学生成绩评定活动必须围绕培养目标和课程要求进行，促进学生的学习和发展。

开设中药学类专业的院校应注意发挥考试对学习的导向作用，提倡进行综合考试，鼓励学生融会贯通地学习；提倡学生自我评估，促进学生自主学习能力的形成。

（3）考试结果分析与反馈。

开设中药学类专业的院校必须运用教育测量学的方法，对考试结果进行分析。通过建立相关机制，将分析结果以适当方式反馈给学生、教师和教学管理人员，促进考试质量提升，以改进教学。

2. 考试管理

开设中药学类专业的院校的教学管理部门必须建立专门考试组织机构，配备专职管理人员，制定有关考试的具体管理规章制度。应对教师开展考试理论的培训，提高命题和考试质量。

（十一）毕业生综合素质质量标准

《本科中药学类专业教学质量国家标准》对毕业生综合素质做出以下要求：

1. 培养总目标

中药学类专业应培养适应社会主义现代化建设和中医药事业发展需要的，具备中药学基础理论、基本知识、基本技能，掌握一定的人文社会科学、自然科学，具有良好思想道德、职业素质、创新创业意识和社会服务能力的毕业生。中药学毕业生应掌握相应的科学方法，具有自主学习和终身学习的能力，达到知识、能力、素质协调发展。

（1）中药学专业毕业生。

具备中医药思维和中国传统文化知识，具有传承传统中药学理论与技术的能力，能够从事中药生产、检验及药学服务等方面工作，并在中药教育、研究、管理、流通、国际交流及文化传播等行业具备发展潜能。

（2）中药资源与开发专业毕业生。

能够从事中药资源的调查、鉴定、生产、保护、管理、开发、利用等方面工作。

（3）中草药栽培与鉴定专业毕业生。

能够从事中药材栽培、种子种苗繁育、采收加工、贮藏养护、品质鉴定、质量控制、基地建设和管理等方面工作。

（4）中药制药专业毕业生。

能够从事中药制备、中药新剂型与新辅料研究、中药制剂工艺与工程设计、中药生产过程质量控制和管理等方面工作。

2. 思想品德与职业素质目标

① 具有正确的世界观、人生观和价值观，具有爱国主义、集体主义精神，身心健康，诚实守信，志愿为人类的健康工作服务。

② 热爱中医药事业，弘扬中医药文化，熟知中药在"预防、治疗、康复、保健"一体化大健康医疗模式中的重要地位。

③ 养成依法工作的观念，能以国家各项医药管理法规和行业准则规范自己的职业行为。

④ 树立终身学习的理念，具有自主学习能力。

⑤ 具有实事求是的科学态度。

⑥ 具有批判性思维、创新精神和创业意识。

⑦ 尊重他人，具有良好的团队合作精神。

（1）中药学专业毕业生。

① 尊重生命，正视医学伦理，充分认知中药应用的终极目的是保障人类持续的健康。

② 把运用中医药理论和技术发现、制造、合理使用中药作为自己的职业责任。

③ 重视用药对象的个人信仰、人文背景与价值观念的差异，能够充分考虑用药对象的利益并发挥中药的最大效益。

（2）中药资源与开发专业毕业生。

具有保护资源与环境的意识，维护生物多样性和生态平衡，致力中药资源综合利用和中药新资源发现，将中药资源可持续利用和中药产业可持续发展作为自己的职业责任。

（3）中草药栽培与鉴定专业毕业生。

具有中药资源可持续发展的意识和中药质量观，致力中药材的科学栽培、种子种苗繁育和品质鉴定，将提升中药材品质，促进中药材标准化、集约化作为自己的职业责任。

（4）中药制药专业毕业生。

具有良好的质量意识、环保意识和用药安全意识，致力中药制备、中药制剂工艺与工程设计、中药生产过程质量控制，把为人类健康制备安全有效的中药药品作为自己的职业责任。

3. 知识目标

① 掌握与中药学相关的自然科学、生命科学、人文社会科学基本知识和科学方法，能用于指导未来的学习和实践。

② 熟悉中药学类专业的相关学科发展动态和前沿信息。

③ 掌握药事管理法律和法规，熟悉医药行业的发展方针、政策。

（1）中药学专业毕业生。

① 掌握中医基础理论、中药药性理论和中药用药基本规律。

② 掌握中药药效物质基础及其作用机制的基本知识，了解其对中药研究、生产及质量评价的意义。

③ 掌握中药生产过程、中药检验及质量评价的基本理论和基础知识。

④ 掌握药学服务的基本知识，熟悉药学服务的基本内容。

⑤熟悉中药储藏、养护的基本知识。

⑥熟悉中华优秀传统文化的哲学、文学、史学等内容。

（2）中药资源与开发专业毕业生。

①掌握中药资源调查的基本知识。

②掌握中药资源中可利用物质的种类、存在状态、分布规律及利用途径等基本知识。

③掌握中药种质保存、引种驯化的基本理论和知识。

④掌握中药新资源开发和中药资源综合利用的基本知识。

⑤掌握中药资源保护和经营管理方面的基本知识。

（3）中草药栽培与鉴定专业毕业生。

①掌握中草药栽培、加工等方面的基本理论和基本知识。

②掌握野生中草药驯化与新品种选育的基本理论和基本知识。

③掌握中草药品种资源鉴定与保存，中药材质量监控与经营管理等方面的基本知识。

④了解中药材生产质量管理规范（GAP）的基本知识。

（4）中药制药专业毕业生。

①掌握中药药物制备的基本理论和基本知识。

②掌握中药药品生产的工艺流程、工程设计和生产设备基本原理。

③掌握药品生产质量管理规范（GMP）的基本知识。

④掌握中药药品生产过程质量控制的基本原理和基本知识。

⑤掌握现代中药研究与开发的基本知识。

4. 能力目标

①具有运用综合理论知识，解决中药生产与应用中实际问题的基本能力，以及运用现代科学技术与方法进行科学研究的基本能力。

②具有利用图书资料和现代信息技术获取国内外新知识、新信息的能力，具有阅读中医药传统文献和使用一门外语阅读相关文献的能力。

③具有创新创业的基本能力。

（1）中药学专业毕业生。

①具有运用中医药思维，表达、传承中药学理论与技术的能力。

②具有从事中药生产工作的基本能力。

③具有正确评价中药质量的基本能力。

④具有从事药学服务工作的基本能力。

⑤具有运用现代科学技术与方法进行中药学科学研究的基本能力。

⑥具有与用药对象、医药行业人员进行交流沟通的能力；具有团结协作的能力。

（2）中药资源与开发专业毕业生。

①具有中药资源的调查、开发、利用、保护、质量评价的基本能力。

② 掌握中药材的引种驯化和规范化生产的基本技能。

③ 具有中药资源综合开发与利用等方面的基本能力。

（3）中草药栽培与鉴定专业毕业生。

① 掌握从事常用大宗中药材规范化种植、种子种苗繁育、采收、加工的基本技能。

② 具有中药材鉴定和质量评价等方面的基本能力。

③ 具有中药栽培基地建设和管理的基本能力。

（4）中药制药专业毕业生。

① 具有中药药物制备的基本能力。

② 具有中药药品生产工艺流程和工程设计的基本能力。

③ 具备中药药品生产过程质量控制和管理的基本能力。

④ 掌握中药研究与开发的基本技能。

（十二）教学档案管理质量标准

高等学校档案管理办法

教育部（2008 年 8 月 20 日第 27 号公布，自 2008 年 9 月 1 日起施行）

第一章　总则

第一条　为规范高等学校档案工作，提高档案管理水平，有效保护和利用档案，根据《中华人民共和国档案法》及其实施办法，制定本办法。

第二条　本办法所称的高等学校档案（以下简称高校档案），是指高等学校从事招生、教学、科研、管理等活动直接形成的对学生、学校和社会有保存价值的各种文字、图表、声像等不同形式、载体的历史记录。

第三条　高校档案工作是高等学校重要的基础性工作，学校应当加强管理，将之纳入学校整体发展规划。

第四条　国务院教育行政部门主管全国高校档案工作。省、自治区、直辖市人民政府教育行政部门主管本行政区域内高校档案工作。

国家档案行政部门和省、自治区、直辖市人民政府档案行政部门在职责范围内负责对高校档案工作的业务指导、监督和检查。

第五条　高校档案工作由高等学校校长领导，其主要职责是：

（一）贯彻执行国家关于档案管理的法律法规和方针政策，批准学校档案工作规章制度；

（二）将档案工作纳入学校整体发展规划，促进档案信息化建设与学校其他工作同步发展；

（三）建立健全与办学规模相适应的高校档案机构，落实人员编制、档案库房、发展档案事业所需设备以及经费；

（四）研究决定高校档案工作中的重要奖惩和其他重大问题。

分管档案工作的校领导协助校长负责档案工作。

第二章　机构设置与人员配备

第六条　高校档案机构包括档案馆和综合档案室。

具备下列条件之一的高等学校应当设立档案馆：

（一）建校历史在 50 年以上；

（二）全日制在校生规模在 1 万人以上；

（三）已集中保管的档案、资料在 3 万卷（长度 300 延长米）以上。

未设立档案馆的高等学校应当设立综合档案室。

第七条　高校档案机构是保存和提供利用学校档案的专门机构，应当具备符合要求的档案库房和管理设施。

需要特殊条件保管或者利用频繁且具有一定独立性的档案，可以根据实际需要设立分室单独保管。分室是高校档案机构的分支机构。

第八条　高校档案机构的管理职责是：

（一）贯彻执行国家有关档案工作的法律法规和方针政策，综合规划学校档案工作；

（二）拟订学校档案工作规章制度，并负责贯彻落实；

（三）负责接收（征集）、整理、鉴定、统计、保管学校的各类档案及有关资料；

（四）编制检索工具，编研、出版档案史料，开发档案信息资源；

（五）组织实施档案信息化建设和电子文件归档工作；

（六）开展档案的开放和利用工作；

（七）开展学校档案工作人员的业务培训；

（八）利用档案开展多种形式的宣传教育活动，充分发挥档案的文化教育功能；

（九）开展国内外档案学术研究和交流活动。

有条件的高校档案机构，可以申请创设爱国主义教育基地。

第九条　高校档案馆设馆长 1 名，根据需要可以设副馆长 1 至 2 名。综合档案室设主任 1 名，根据需要可以设副主任 1 至 2 名。

馆长、副馆长和综合档案室主任（馆长和综合档案室主任，以下简称为高校档案机构负责人），应当具备以下条件：

（一）热心档案事业，具有高级以上专业技术职称任职经历；

（二）有组织管理能力，具有开拓创新意识和精神；

（三）年富力强，身体健康。

第十条　高等学校应当为高校档案机构配备专职档案工作人员。

高校专职档案工作人员列入学校事业编制。其编制人数由学校根据本校档案机构的档案数量和工作任务确定。

第十一条　高校档案工作人员应当遵纪守法，爱岗敬业，忠于职守，具备档案业务知识和相应的科学文化知识以及现代化管理技能。

第十二条　高校档案机构中的专职档案工作人员，实行专业技术职务聘任制或者职员职级制，享受学校教学、科研和管理人员同等待遇。

第十三条　高等学校对长期接触有毒有害物质的档案工作人员，应当按照法律法规的有关规定采取有效的防护措施防止职业中毒事故的发生，保障其依法享有工伤社会保险待遇以及其他有关待遇，并可以按照有关规定予以补助。

第三章　档案管理

第十四条　高等学校应当建立、健全档案工作的检查、考核与评估制度，定期布置、检查、总结、验收档案工作，明确岗位职责，强化责任意识，提高学校档案管理水平。

第十五条　高等学校应当对纸质档案材料和电子档案材料同步归档。文件材料的归档范围是：

（一）党群类：主要包括高等学校党委、工会、团委、民主党派等组织的各种会议文件、会议记录及纪要；各党群部门的工作计划、总结；上级机关与学校关于党群管理的文件材料。

（二）行政类：主要包括高等学校行政工作的各种会议文件、会议记录及纪要；上级机关与学校关于人事管理、行政管理的材料。

（三）学生类：主要包括高等学校培养的学历教育学生的高中档案、入学登记表、体检表、学籍档案、奖惩记录、党团组织档案、毕业生登记表等。

（四）教学类：主要包括反映教学管理、教学实践和教学研究等活动的文件材料。按原国家教委、国家档案局发布的《高等学校教学文件材料归档范围》（〔87〕教办字016号）的相关规定执行。

（五）科研类：按原国家科委、国家档案局发布的《科学技术研究档案管理暂行规定》（国档发〔1987〕6号）执行。

（六）基本建设类：按国家档案局、原国家计委发布的《基本建设项目档案资料管理暂行规定》（国档发〔1988〕4号）执行。

（七）仪器设备类：主要包括各种国产和国外引进的精密、贵重、稀缺仪器设备（价值在10万元以上）的全套随机技术文件以及在接收、使用、维修和改进工作中产生的文件材料。

（八）产品生产类：主要包括高等学校在产学研过程中形成的文件材料、样品或者样品照片、录像等。

（九）出版物类：主要包括高等学校自行编辑出版的学报、其他学术刊物及本校出版社出版物的审稿单、原稿、样书及出版发行记录等。

（十）外事类：主要包括学校派遣有关人员出席国际会议、出国考察、讲学、合作研究、学习进修的材料；学校聘请的境外专家、教师在教学、科研等活动中形成的材料；学校开展校际交流、中外合作办学、境外办学及管理外国或者港澳台地区专家、教师、国际学生、港澳台学生等的材料；学校授予境外人士名誉职务、学位、称号等的材料。

（十一）财会类：按财政部、国家档案局发布的《会计档案管理办法》（财会字〔1998〕32号）执行。

高等学校可以根据学校实际情况确定归档范围。归档的档案材料包括纸质、电子、照（胶）片、录像（录音）带等各种载体形式。

第十六条　高等学校实行档案材料形成单位、课题组立卷的归档制度。

学校各部门负责档案工作的人员应当按照归档要求，组织本部门的教学、科研和管理等人员及时整理档案和立卷。立卷人应当按照纸质文件材料和电子文件材料的自然形成规律，对文件材料系统整理组卷，编制页号或者件号，制作卷内目录，交本部门负责档案工作的人员检查合格后向高校档案机构移交。

第十七条　归档的档案材料应当质地优良，书绘工整，声像清晰，符合有关规范和标准的要求。电子文件的归档要求按照国家档案局发布的《电子公文归档管理暂行办法》以及《电子文件归档与管理规范》（GB/T 18894—2002）执行。

第十八条　高校档案材料归档时间为：

（一）学校各部门应当在次学年6月底前归档；

（二）各院系等应当在次学年寒假前归档；

（三）科研类档案应当在项目完成后两个月内归档，基建类档案应当在项目完成后三个月内归档。

第十九条　高校档案机构应当对档案进行整理、分类、鉴定和编号。

第二十条　高校档案机构应当按照国家档案局《机关文件材料归档范围和文书档案保管期限规定》，确定档案材料的保管期限。对保管期限已满、已失去保存价值的档案，经有关部门鉴定并登记造册报校长批准后，予以销毁。未经鉴定和批准，不得销毁任何档案。

第二十一条　高校档案机构应当采用先进的档案保护技术，防止档案的破损、褪色、霉变和散失。对已经破损或者字迹褪色的档案，应当及时修复或者复制。对重要档案和破损、褪色修复的档案应当及时数字化，加工成电子档案保管。

第二十二条　高校档案由高校档案机构保管。在国家需要时，高等学校应当提供所需的档案原件或者复制件。

第二十三条　高等学校与其他单位分工协作完成的项目，高校档案机构应当至少保存一整套档案。协作单位除保存与自己承担任务有关的档案正本以外，应当将复制件送交高校档案机构保存。

第二十四条　高等学校中的个人对其从事教学、科研、管理等职务活动所形成的各种载体形式的档案材料，应当按照规定及时归档，任何个人不得据为己有。

对于个人在其非职务活动中形成的重要档案材料，高校档案机构可以通过征集、代管等形式进行管理。

高校档案机构对于与学校有关的各种档案史料的征集，应当制定专门的制度和办法。

第二十五条　高校档案机构应当对所存档案和资料的保管情况定期检查，消除安全隐患，遇有特殊情况，应当立即向校长报告，及时处理。

档案库房的技术管理工作，应当建立、健全有关规章制度，由专人负责。

第二十六条　高校档案机构应当认真执行档案统计年报制度，并按照国家有关规定报送档案工作基本情况统计报表。

第四章　档案的利用与公布

第二十七条　高校档案机构应当按照国家有关规定公布档案。未经高等学校授权，其他任何组织或者个人无权公布学校档案。

属下列情况之一者，不对外公布：

（一）涉及国家秘密的；

（二）涉及专利或者技术秘密的；

（三）涉及个人隐私的；

（四）档案形成单位规定限制利用的。

第二十八条　凡持有合法证明的单位或者持有合法身份证明的个人，在表明利用档案的目的和范围并履行相关登记手续后，均可以利用已公布的档案。

境外组织或者个人利用档案的，按照国家有关规定办理。

第二十九条　查阅、摘录、复制未开放的档案，应当经档案机构负责人批准。涉及未公开的技术问题，应当经档案形成单位或者本人同意，必要时报请校长审查批准。需要利用的档案涉及重大问题或者国家秘密，应当经学校保密工作部门批准。

第三十条　高校档案机构提供利用的重要、珍贵档案，一般不提供原件。如有特殊需要，应当经档案机构负责人批准。

加盖高校档案机构公章的档案复制件，与原件具有同等效力。

第三十一条　高校档案开放应当设立专门的阅览室，并编制必要的检索工具，著录标准按《档案著录规则》（DA/T18—1999 执行），提供开放档案目录、全宗指南、档案馆指南、计算机查询系统等，为社会利用档案创造便利条件。

　　第三十二条　高校档案机构是学校出具档案证明的唯一机构。

　　高校档案机构应当为社会利用档案创造便利条件，用于公益目的的，不得收取费用；用于个人或者商业目的的，可以按照有关规定合理收取费用。

　　社会组织和个人利用其所移交、捐赠的档案，高校档案机构应当无偿和优先提供。

　　第三十三条　寄存在高校档案机构的档案，归寄存者所有。高校档案机构如果需要向社会提供利用，应当征得寄存者同意。

　　第三十四条　高校档案机构应当积极开展档案的编研工作。出版档案史料和公布档案，应当经档案形成单位同意，并报请校长批准。

　　第三十五条　高校档案机构应当采取多种形式（如举办档案展览、陈列、建设档案网站等），积极开展档案宣传工作。有条件的高校，应当在相关专业的高年级开设有关档案管理的选修课。

第五章　条件保障

　　第三十六条　高等学校应当将高校档案工作所需经费列入学校预算，保证档案工作的需求。

　　第三十七条　高等学校应当为档案机构提供专用的、符合档案管理要求的档案库房，对不适应档案事业发展需要或者不符合档案保管要求的馆库，按照《档案馆建设标准》（建标 103—2008）的要求及时进行改扩建或者新建。

　　存放涉密档案应当设有专门库房。

　　存放声像、电子等特殊载体档案，应当配置恒温、恒湿、防火、防渍、防有害生物等必要设施。

　　第三十八条　高等学校应当设立专项经费，为档案机构配置档案管理现代化、档案信息化所需的设备设施，加快数字档案馆（室）建设，保障档案信息化建设与学校数字化校园建设同步进行。

第六章　奖励与处罚

　　第三十九条　高等学校对在档案工作中做出下列贡献的单位或者个人，给予表彰与奖励：

　　（一）在档案的收集、整理、提供利用工作中做出显著成绩的；

　　（二）在档案的保护和现代化管理工作中做出显著成绩的；

　　（三）在档案学研究及档案史料研究工作中做出重要贡献的；

　　（四）将重要的或者珍贵的档案捐赠给高校档案机构的；

　　（五）同违反档案法律法规的行为作斗争，表现突出的。

　　第四十条　有下列行为之一的，高等学校应当对直接负责的主管人员和其他直接责任人员依法给予处分；构成犯罪的，由司法机关依法追究刑事责任。

（一）玩忽职守，造成档案损坏、丢失或者擅自销毁档案的；

（二）违反保密规定，擅自提供、抄录、公布档案的；

（三）涂改、伪造档案的；

（四）擅自出卖、赠送、交换档案的；

（五）不按规定归档，拒绝归档或者将档案据为己有的；

（六）其他违反档案法律法规的行为。

第七章　附则

第四十一条　本办法适用于各类普通高等学校、成人高等学校。

第四十二条　高等学校可以根据本办法制订实施细则。

高等学校附属单位（包括附属医院、校办企业等）的档案管理，由学校根据实际情况自主确定。

第四十三条　本办法自 2008 年 9 月 1 日起施行。国家教育委员会 1989 年 10 月 10 日发布的《普通高等学校档案管理办法》（国家教育委员会令第 6 号）同时废止。

（十三）综合教学管理质量标准

《本科中药学类专业教学质量国家标准》对综合教学管理做出以下要求：

1. 宗旨和目标

（1）宗旨和目标的论证。

申报设置中药学类专业必须符合国家中医药高等教育发展的总体规划和布局；有相关学科专业依托；进行充分的医药市场人才需求调研、预测以及可行性论证；培养的毕业生主要面向中药生产经营企业、医疗卫生机构、药品监督管理机构、医药院校、科研机构等。

开设中药学类专业的院校必须根据国家与区域经济社会，特别是中医药事业的发展需求，明确其办学宗旨和目标，包括办学理念、办学定位、发展规划、培养目标、质量标准和保障体系等，应在科学论证的基础上适时更新并有效实施。

中药学类专业建设必须适应知识创新、中医药科技进步以及中药学科发展需要，合理优化专业结构与布局，必须具有有效的专业建设机制，在师资队伍、课程体系、教学条件和培养质量等方面形成办学特色，能够满足国家经济社会发展对中药学类多样化、多类型人才的需求。

（2）宗旨和目标的确定。

开设中药学类专业的院校其办学宗旨和目标的确定须通过广泛利益方的讨论，得到上级主管部门的同意，并使全校师生周知。

　　（3）学术自治。

　　开设中药学类专业的院校应根据学校的教育发展规划要求，制定本专业的专业规划、教育计划及实施方案，进行人员任用及资源配置等；体现教授治学，注重发挥学术委员会、学位委员会和教学指导委员会等学术机构在教学、科研等方面的决策作用和职能。

　　（4）学科交叉。

　　开设中药学类专业的院校必须得到学校人文、社会学科及其他自然学科的学术支持。应重视中药学专业多学科交叉特点，注重其他学科渗透对中药学发展的促进作用，加强各学科之间的相互融合。

　　（5）教育结果。

　　中药学类专业毕业生必须达到培养目标要求，对达到毕业生基本要求者颁发毕业证书；对符合学位授予条件者，授予理学学士学位或工学学士学位。

2. 科学研究

　　（1）教学与科研的关系。

　　开设中药学类专业的院校必须处理好教学与科研的关系，确保教学工作的中心地位。

　　开设中药学类专业的院校必须设立相应的科研管理机构，制定积极的科研政策、发展规划和管理办法，为教师提供基本的科学研究条件，促进教学与科研相结合。

　　开设中药学类专业的院校必须提倡教师将科研活动、科研成果引入教学过程，通过科学研究培养学生的科学思维、科学方法及科学精神。

　　（2）教师科研。

　　① 中药学类专业教师必须具备中医药学术思维，掌握学科基础理论及学科前沿知识，具备相应的科研能力，承担相应的科研项目。有一定的科研经费，取得相应的科研成果，并具有转化科研成果的能力。开设 5 年以下的专业应有不低于 50% 的教师和教学管理人员参与科学研究，开设 5 年以上的专业必须承担省部级以上科学研究项目。

　　② 专业课程骨干教师应具有较丰富的中医药研究经验，具备科研创新能力，应主持中药学及相关的科研项目。

　　③ 专业课程青年教师应有明确的科研方向，至少参与一项科研项目。

　　④ 鼓励教师发表专业学术论文或申请专利，鼓励科研成果转化。

　　（3）学生科研。

　　① 开设中药学类专业的院校应将科学研究活动作为培养学生科学素养和创新思维的重要途径，为学生创造参与科学研究的机会与条件。

　　② 开设中药学类专业的院校应建立推动本科生参与科技创新实践活动的长效机制，为学生搭建良好的科技创新活动平台，支持并设立大学生创新实验项目，实行实验室开放制度，为学生开设学术讲座，组织传统技能训练及科研小组等，鼓励学生参加各级各类科

技创新活动和传统中药应用技术传承活动，拓展学生创新创业能力。

③ 开设中药学类专业的院校应健全学生参与科学研究、科技开发、成果转化的制度并有效实施，有一定数量的学生发表论文、获得专利等；学生在校期间参加部省级及以上各类竞赛并获奖。

3. 管理和行政

（1）管理。

① 申请设置中药学类专业的院校必须设立专门的教学管理机构，至少配备 2 名本科及以上学历并具有中医药高等教育背景的专职教学管理工作人员。

② 申请设置中药学类专业的院校必须提供以下系统、完整的专业教学管理文件：专业建设与发展规划及其分年度实施计划、教学管理制度、教学质量监控制度、学籍管理制度、成绩考核制度、专业教学计划、课程教学大纲、实验教学大纲、学期进程计划及课程表、实习计划及实习大纲、使用教材名录等。

③ 开设中药学类专业的院系必须建立中药学类专业教育教学管理机构，明确其职能与职责，建立科学的教学管理制度及操作程序。

④ 开设中药学类专业的院校必须设立学术委员会、学位委员会、教学指导委员会等组织，委员会中应有主要利益方代表，审议本专业人才培养方案、教学计划、教学改革、科学研究等重要事项。

⑤ 开设中药学类专业的院校应加强对中药学类专业建设工作的领导与管理，加强监督、考核和评估，按年度对专业建设工作和经费使用情况进行检查，并提供必要的政策支持。

⑥ 开设中药学类专业的院校必须建立专业建设责任制。由专业建设负责人领导、校内外学术专家和行业专家共同制定并组织实施专业建设规划，研究和解决专业建设中的问题。应吸收学生代表参与专业建设发展规划的制定。

（2）行政管理人员。

开设中药学类专业的院校必须建立结构合理的行政管理队伍，明确岗位职能与职责。

（3）与相关机构的相互作用。

开设中药学类专业的院校必须与社会和政府的卫生机构、卫生行政管理部门、药品食品管理部门、科学研究机构、科研管理部门加强联系，形成建设性关系。

4. 改革与持续发展

（1）持续发展。

① 开设中药学类专业的院校应随着经济社会的发展、科学技术的进步和文化的繁荣，定期检查、分析、修订专业发展规划。

② 开设中药学类专业的院校必须定期回顾与总结中药学类专业建设经验，积淀专业办学过程中的办学理念，形成自身的办学特色。

（2）持续改革。

① 开设中药学类专业的院校应基于前瞻性研究与分析，根据以往办学经验、目前教育教学活动和未来远景，持续改革，更新组织机构、完善管理原则和管理职能及运行程序。

② 开设中药学类专业的院校应定期调整中药学专业培养目标、教学计划、课程结构、教学内容，改革人才培养模式和教育教学方式方法，不断完善考核方法，适应不断变化的社会需求。

③ 开设中药学类专业的院校应根据毕业生进入工作环境的变化，调整所要求毕业生应具备的能力，调整课程计划、授课方式，调整招生规模、教师数量结构，改革教学、科研和社会服务取向，确保适宜性和相应性。

④ 开设中药学类本科专业的院校必须不断增加教学设施等教育资源的经费投入，更新教育资源，在重要教育教学环节上加大经费投入，注重实效。保证新知识、新概念、新方法和新技术的及时补充，适应科学、经济社会和科学文化的发展。

（十四）教学质量保证标准

《普通高等学校本科教学质量保证标准》对教学质量保证做出了要求：

1. 质量目标

质量目标是"在质量方面所追求的目的"，即人才培养的总目标、总规划，这种规划确定了培养什么样的人以及如何培养人。

（1）培养目标。

培养目标是学校人才培养的质量预期，是开展教育教学活动、构建知识体系、配置课程资源的基本依据。不同类型的学校所确定的培养目标是不一样的。

基本要求：学校应确立先进的人才培养理念，准确进行人才培养定位，科学、合理地确定每个专业具体的培养目标，明确人才服务面向。人才培养目标确定应符合学校的办学定位，充分体现国家、社会及学生的要求与期望。

（2）培养标准。

培养标准是学校针对人才培养目标所制定的各个方面（学生应达到的思想品德标准、能力标准、学习标准）、各个教学环节（教师课程教学的标准等）的基本要求。不同类型的学校因培养目标不同，培养标准也是不一样的。

基本要求：学校应科学、合理地确定各个方面、各个环节的质量标准，质量标准应能够指导教学过程的工作，确保人才培养目标的实现。

（3）培养方案。

培养方案是保证教学质量，达到人才培养质量目标的纲领性文件，是组织开展教学活动的依据。培养方案包括专业培养目标、专业标准、培养规格、知识结构、课程体系、主要课程、学制或学分、毕业条件、授予学位等。

基本要求：培养方案应符合专业培养目标；培养方案的制定应能够很好地体现知识、能力与素质的协调发展；应建立培养方案的制定和审批程序，以及监控和评审制度；应保证得到有效执行。

2. 教学资源

教学资源是学校为人才培养所提供的所有软件、硬件条件。如教师、实验室、图书资料、实习、实践、实训基地、教学经费等，资源的合理配备和有效使用等，以保证实现既定的人才培养目标。

（1）教师队伍。

教师是最重要的教学资源，是核心要素。高水平的教师队伍是高水平教学的基本保障。

基本要求：学校建立一支数量充足、能够满足人才培养需要的教师队伍；教师队伍年龄、学历、职称、学缘结构合理；教师能够把足够的精力投入本科教学。

对于研究型人才培养：要求教师中具有博士学位的比例不低于60%；教师中外籍教师、具有海外教学背景或获得国际著名大学学位的比例不低于10%；教授副教授为本科生授课比例不低于95%；教师有机会参加国际会议、出国访问、访学等。

对于应用型人才培养：要求教师中具有硕士、博士学位的比例不低于60%；符合岗位任职资格的主讲教师比例不低于90%；具备专业（行业）职业资格和任职经历的比例不低于30%。

（2）学习条件。

学习条件是学校为学生学习所提供的所有条件，包括实验室、图书资料、网络、实习、实践、实训基地、教室等，以及为保证学生有效学习所建立的学生学习支持系统，包括有效的学业指导和心理咨询等。

基本要求：学校应以学生需求为服务宗旨，为学生提供恰当并充足的学习资源，图书馆、体育设施、实习、实践、实训基地等能够满足人才培养要求，并建立全方位的学生学习支持系统。

对不同类型学校的学习条件可提不同的要求，例如，对以培养研究型人才为主的学校应要求将高水平的科研资源、学科资源转化为教学资源；积极引进国外优质教学资源，为学生提供多途径学习异国文化的机会等。

（3）教学经费。

主要体现教学经费的投入与使用，包括教学四项经费（本专科生业务费、教学差旅费、体育维持费、教学仪器设备维修费），尤其是持续增长情况。

基本要求：教学经费的投入满足人才培养的需要，保证持续增长并有效使用。

3. 教学过程

教学过程是人才培养质量的形成过程，由各个教学环节组成。教学环节对培养质量的形成起着基础性作用。

（1）理论教学。

理论教学是教学的主渠道，包括备课、讲授、讨论、作业、答疑、考试等，理论教学要突出强调教学内容与课程体系的改革，倡导研究型、启发式教学方法的应用。

基本要求：学校应切实加强教育教学研究，不断深化教学内容、教学方法的改革，以充分调动和发挥学生学习的积极性和主动性，确保学生在校期间很好地掌握基本理论。

（2）实践教学。

实践教学包括实验、实习、实训、课程设计、毕业设计（论文）等环节。实践教学要突出构建以提高学生创新能力、实践能力为核心的实践教学体系。

基本要求：学校应切实加强实践教学，让学生能够有效地实践，教学环节应满足专业培养方案中对学生创新能力和实践动手能力培养的要求。

对不同类型学校的实践教学可提不同的要求，例如，对以培养研究型人才为主的学校应要求依托高水平的科研项目、高水平教师队伍，建立鼓励大学生开展创新实践的机制，对学生进行创新能力的培养；对以培养应用型人才为主的学校应更强调加强学生实训和社会实践。

（3）第二课堂。

第二课堂是通过开展丰富多彩的活动，例如，讲座、社团活动、课外科技活动、文体活动、社会调查、社会实践等，培养学生高尚的思想品德和良好的综合素质。

基本要求：学校已经建立并完善了第二课堂教育体系，围绕思想政治与道德修养、社会实践与志愿服务、学术科技与创新创业、文化艺术与身心发展、社团活动与社会工作以及技能培训等方面，开展丰富多彩的第二课堂活动。

4. 质量管理

质量管理是保证教学过程中各个环节质量的一种手段。质量管理通过对影响质量的要素进行一系列有计划、有组织的质量监控、质量评估、质量分析后，进行持续性地质量改进。

（1）质量监控。

质量监控是对教学的关键环节，例如，课堂教学、实验与实习、毕业设计（论文）、考试等设置质量控制点，以质量控制点为重点，制定质量保证流程和实施条例，按照"检查—反馈—改进—建设—检查"的运行机制具体实施，使执行过程与监督过程形成一个循环闭合的流程。

基本要求：学校应建立完善的教学管理规章制度和质量监控机制，对主要教学环节的教学质量实施全方位有效监控；建立一支高水平的教学督导队伍，对日常教学工作进行检查、监督和指导；建立完善的评教、评学等制度等。

（2）质量分析。

质量分析是对反映人才培养质量的各个指标，例如，生源质量、学生的学习状况、毕业生就业去向和就业质量、毕业生工作状况和成就感、用人单位的反映等进行定期的分析。

基本要求：学校应建立制度，对生源情况进行年度分析，应届生就业情况进行年度分析，在校生学业状况进行年度分析，对校友工作情况进行定期调查与分析。

（3）质量改进。

质量改进是针对人才培养过程中存在的问题，及时采取纠正与预防措施，并进行持续改进。

基本要求：学校应针对质量监控、质量评估和质量分析中发现的问题，制定纠正与改进措施，配备必要的资源，进行质量改进，并对纠正与改进措施的有效性适时进行评价。

（十五）教学质量第三方评估标准

《本科中药学类专业教学质量国家标准》对教学质量评估做出以下要求：

1. 教育评价

（1）评价组织与机制。

① 开设中药学类专业的院校必须开展教育教学评价，具有专门的教育评价机构，建立健全内部质量保证与外部质量监控相统一的质量保障体系，实行教学质量年度报告制度。

② 开设中药学类专业的院校必须建立中药学专业教育计划评价机制，以监督课程计划及学生学习进展，保证能及时发现问题和解决问题。

（2）教师和学生的反馈。

① 中药学类专业的教师和学生应积极参加教育计划评价，将评价结果用于改进人才培养方案。

② 开设中药学类专业的院校必须建立相应组织，系统搜集和分析教师与学生的反馈意见并做出答复。

（3）利益方的参与。

① 开设中药学类专业的院校必须吸收利益方参与教育计划评价，尊重其对教育计划的改进意见并取得实效。

② 开设中药学类专业的院校管理部门及教师和学生必须参与教育计划评价。

（4）毕业生质量。

① 开设中药学类专业的院校必须建立毕业生质量分析制度，将毕业生的工作表现、业务能力、职业素质、就业情况等相关信息用于调整教育计划和改进教学工作。

② 开设中药学类专业的院校应设置相应机构，负责毕业生质量跟踪，建立学校、行业部门和用人单位共同参与的学生考核评价机制，定期获得社会评价意见和建议。建立就业质量年度报告制度并有效实施。

《普通高等学校本科教育教学审核评估实施方案（2021—2025 年）》普通高等学校本科教育教学审核评估指标体系（试行）第一类审核评估

一级指标	二级指标	审核重点
1. 党的领导	1.1 党的全面领导和社会主义办学方向	1.1.1 学校坚持党的全面领导，依法治教、依法办学、依法治校，围绕国家重大战略需求培养担当民族复兴大任的时代新人情况
		1.1.2 学校坚持社会主义办学方向、贯彻落实立德树人根本任务、把立德树人成效作为检验学校一切工作的根本标准情况
2. 质量保障能力	2.1 质保理念	2.1.1 质量保障理念及其先进性
		2.1.2 质量保障理念在质量保障体系建立与运行，以及质量文化形成中的作用
	2.2 质量标准	2.2.1 依据国家相关标准，符合国家、社会及学生等利益相关者诉求的一流质量标准建设情况
		2.2.2 各教学环节质量标准落实情况
	2.3 质保机制	2.3.1 质量监控部门及其职责，质量监控队伍的数量、结构和人员素质情况
		2.3.2 自我评价机制、评价结果反馈机制、质量改进机制的建立与运行情况
	2.4 质量文化	2.4.1 自觉、自省、自律、自查、自纠的质量文化建设情况
		2.4.2 将质量价值观落实到教育教学各环节、将质量要求内化为全校师生的共同价值追求和行为情况
	2.5 质保效果	2.5.1 培养目标的达成度
		2.5.2 社会需求的适应度
		2.5.3 师资和条件的保障度
		2.5.4 质量保障运行的有效度
		2.5.5 学生和用人单位的满意度

续表

一级指标	二级指标	审核重点
3. 教育教学水平	3.1 思政教育	3.1.1 落实意识形态工作责任制，思想政治工作体系建设和"三全育人"工作格局建立情况
		3.1.2 加强思想政治理论课教师队伍和思政课程建设情况，按要求开设"习近平总书记关于教育的重要论述研究"课程情况 【必选】思政课专任教师与折合在校生比例 ≥ 1 ∶ 350 【必选】生均思政工作和党务工作队伍建设专项经费 ≥ 20 元 【必选】专职党务工作人员和思想政治工作人员总数与全校师生人数比例 ≥ 1 ∶ 100 【必选】生均网络思政工作专项经费 ≥ 40 元
		3.1.3 推动"课程思政"建设的创新举措与实施成效，课程思政示范课程、课程思政教学研究示范中心，以及课程思政教学名师和团队的建设及选树情况
		3.1.4 学校对教师、学生出现思想政治、道德品质等负面问题能否及时发现和妥当处置情况
	3.2 本科地位	3.2.1 坚持"以本为本"、推进"四个回归"情况；党委重视、校长主抓、院长落实一流本科教育的举措与实施成效
		3.2.2 学校在教师引进、职称评聘、绩效考核等制度设计中突出本科教育的具体举措与实施成效
	3.3 教师队伍	3.3.1 落实师德师风是评价教师第一标准的情况，落实师德考核贯穿于教育教学全过程等方面的情况
		3.3.2 教师教学能力满足一流人才培养需求情况，引导高水平教师投入教育教学、推动教授全员为本科生上课、上好课的政策、举措与实施成效 【必选】生师比（见注 3） 【必选】具有博士学位教师占专任教师的比例 【必选】主讲本科课程教授占教授总数的比例 【必选】教授主讲本科课程人均学时数

续表

一级指标	二级指标	审核重点
3. 教育教学水平	3.3 教师队伍	3.3.3 重视教师培训与职业发展，把习近平总书记关于教育的重要论述作为核心培训课程，把《习近平总书记教育重要论述讲义》作为核心培训教材，加强思政与党务工作队伍建设的举措与成效
		3.3.4 加强教师教学发展中心、基层教学组织建设的举措与成效
	3.4 学生发展与支持	3.4.1 面向农村和贫困地区、民族地区等，以及"强基计划"的招生、培养举措与实施成效
		3.4.2 促进学生德智体美劳全面发展，建立系统化的学生发展和学业指导体系，探索学生成长增值评价，重视学生学习体验、自我发展能力和职业发展能力的具体措施及实施成效 【必选】专职辅导员岗位与在校生比例 ≥ 1∶200 【必选】专职从事心理健康教育教师与在校生比例 ≥ 1∶4000 且至少 2 名 【必选】专职就业指导教师和专职就业工作人员与应届毕业生比例 ≥ 1∶500 【必选】学生毕业必须修满公共艺术课程学分数 ≥ 2 学分 【必选】劳动教育必修课或必修课程中劳动教育模块学时总数 ≥ 32 学时 【必选】实践教学学分占总学分（学时）比例（人文社科类专业 ≥ 15%，理工农医类专业 ≥ 25%） 【必选】以实验、实习、工程实践和社会调查等实践性工作为基础的毕业论文（设计）比例 ≥ 50% 【必选】本科生体质测试达标率 【可选】本科生在国内外文艺、体育、艺术等大赛中的获奖数
		3.4.3 近五年专业领域的优秀毕业生十个典型案例及培养经验
	3.5 卓越教学	3.5.1 实施"六卓越一拔尖"人才培养计划 2.0、新工科、新农科、新医科、新文科建设，以及一流专业"双万计划"、一流课程"双万计划"建设等举措及实施成效，围绕"培育高水平教学成果"开展教研教改项目建设的举措及实施成效

续表

一级指标	二级指标	审核重点
3. 教育教学水平	3.5 卓越教学	3.5.2 推动"以学为中心、以教为主导"的课堂教学改革，推进信息技术与教学过程融合，加强线上教学资源建设，提高课程高阶性、创新性和挑战度的举措与实施成效 【必选】本科生生均课程门数 【可选】开出任选课和课程总数比例 【可选】小班授课比例 【可选】入选来华留学品牌课程数
		3.5.3 学校党委高度重视教材建设与管理工作，相关工作机构、工作制度健全，教材审核选用标准和程序明确有效；对教材选用工作出现负面问题的处理情况 【必选】使用马克思主义理论研究和建设工程重点教材课程数量与学校应使用马工程重点教材课程数量的比例 【可选】近五年公开出版的教材数
		3.5.4 资源建设，特别是优质的学科资源、科研资源转化应用于本科教育教学的情况 【必选】生均年教学日常运行支出 ≥ 1200 元（见注 4） 【必选】教学日常运行支出占经常性预算内教育事业费拨款（205 类教育拨款扣除专项拨款）与学费收入之和的比例 ≥ 13%（教学日常运行支出统计见注 4） 【必选】年新增教学科研仪器设备所占比例（见注 5） 【必选】生均教学科研仪器设备值（见注 6） 【可选】国家级教学育人基地（平台、中心）数
		3.5.5 推动招生与培养联动改革的举措及成效
		3.5.6 推动人才培养国际化的具体举措与成效 【可选】专任教师中具有一年以上国（境）外经历的教师比例 【可选】在学期间赴国（境）外高校访学的学生数占在校生数的比例 【可选】国（境）外高校本科生来校访学学生数

续表

一级指标	二级指标	审核重点
3. 教育教学水平	3.6 就业与创新创业教育	3.6.1 将创新创业教育贯穿于人才培养全过程、融入专业教育的举措及成效 【可选】产学合作协同育人项目数 【可选】本科生参加各级各类创新创业实践活动人数及比例 【可选】"互联网＋"大学生创新创业大赛获奖数
		3.6.2 以高水平的科学研究提高学生创新创业能力的情况 【可选】本科生以第一作者 / 通讯作者在核心期刊发表的论文数及以第一作者获批国家发明专利数
		3.6.3 开展大学生职业生涯规划教育的举措及成效
教育教学综合改革	学校系统性、整体性、前瞻性、协同性的本科教育教学综合改革与创新实践，且在国际上具有一定代表性	

注：

1. 审核重点中定量指标的具体要求可参考国家相关标准。其中，【必选】是指该定量指标学校必须选择；【可选】是指该定量指标学校可结合办学实际和优势特色，从高等教育质量监测国家数据平台提供的教学基本状态常态监测数据中自主选择，进行等量或超量替换。

2. 表中定量指标计算原则上参照《中国教育监测与评价统计指标体系（2020 年版）》（教发〔2020〕6 号）。

3. 生师比＝折合在校生数 / 专任教师总数（参照教育部教发〔2004〕2 号文件），综合、师范、民族院校，工科、农、林院校和语文、财经、政法院校 ≤ 18 ∶ 1；医学院校 ≤ 16 ∶ 1；体育、艺术院校 ≤ 11 ∶ 1。

折合在校生数＝普通本专科在校生数＋硕士研究生在校生数 ×1.5＋博士研究生在校生数 ×2＋普通本专科留学生在校生数＋硕士留学生在校生数 ×1.5＋博士留学生在校生数 ×2＋普通预科生注册生数＋成人业余本专科在校生数 ×0.3＋成人函授本专科在校生数 ×0.1＋网络本专科在校生 ×0.1＋本校中职在校生数＋其他（占用教学资源的学历教育学生数，例如成人脱产本专科在校生数）。

专任教师总数＝本校专任教师数＋本学年聘请校外教师数 ×0.5＋临床教师数 ×0.5；其中：本校专任教师须承担教学任务且人事关系在本校（原则上须连续 6 个月缴纳人员养老险等社保或人员档案在本校）；校外教师须承担本校教学任务、有聘用合同和劳务费发放记录，聘请校外教师折算数（本学年聘请校外教师数 ×0.5）不超过专任教师总数的四分之一；临床教师须承担教学任务且人事关系在本校或直属附属医院。

4. 生均年教学日常运行支出＝教学日常运行支出 / 折合在校生数。教学日常运行支出：指学校开展普通本专科教学活动及其辅助活动发生的支出，仅指教学基本支出中的商品和服务支出（302 类）（不含教学专项拨款支出），具体包括教学教辅部门发生的办公费（含考试考务费、手续费等）、印刷费、咨询费、邮电费、交通费、差旅费、出国费、维修（护）费、租赁费、会议费、培训费、专用材料费（含体育维持费等）、劳务费、其他教学商品和服务支出（含学生活动费、教学咨询研究机构会员费、教学改革科研业务费、委托业务费等）。取会计决算数。

5. 年新增教学科研仪器设备所占比例（参照教育部教发〔2004〕2 号文件）：年新增教学科研仪器设备所占比例≥10%。凡教学仪器设备总值超过 1 亿元的高校，当年新增教学仪器设备值超过 1000 万元，该项指标即为合格。

6. 生均教学科研仪器设备值=普通高校教学与科研仪器设备总资产值 / 折合在校生数（参照教育部教发〔2004〕2 号文件），综合、师范、民族、工科、农学、林学和医学院校≥5000 元 / 生，体育、艺术院校≥4000 元 / 生，语文、财经、政法院校≥3000 元 / 生。

第三部分

本科中药学类专业教学质量评价体系

一、评价体系说明

教学质量是学校教学能力及教学水平的表现，教学质量管理与评价是教学管理的基本内容之一，通过不断改善影响学校教学质量的因素，进行科学评价，分析其原因，提高学校教育教学质量。建立教学质量评价体系可实现教学过程的质量管理，保证教育教学的质量。

建立健全的教学质量评价体系对教育事业发展具有重要意义，加强师资队伍建设，推进教育关键领域和重点环节改革，解决教育改革发展中的一系列难点等，提升我国教育发展水平，在诸多方面突出实践取向，强调理论联系实际，有效保证培养目标的实现。

根据本科中药类专业各项质量标准，坚持全面、客观、公正的原则，实事求是地评价本科中药类专业的教学工作，建立专业教学质量评价体系，以改进和提高教学质量。本评价体系包括师资质量评价体系、教材质量评价体系、课程设计质量评价体系、教学大纲质量评价体系、备课质量评价体系、理论课质量评价体系、实验课质量评价体系、教学督导质量评价体系、学生作业质量评价体系、实习环节质量评价体系、毕业论文质量评价体系、毕业答辩质量评价评价体系、考试环节质量评价体系、毕业生综合素质评价体系、教学管理档案质量评价体系、综合教学管理质量评价体系、教学质量标准保障评价体系、教学质量第三方评估标准评价体系。评估方案的选择及内涵界定遵循高等教育发展规律，参照《普通本科学校设置暂行规定》（教发〔2006〕18号）和《普通高等学校本科专业设置管理规定》（教高〔2012〕9号），充分考虑普通本科教育专业建设和改革的特点，体现社会发展对本科专业建设水平和人才培养的需求。

二、主要评价体系

（一）师资质量评价

该评价体系由4个一级指标组成，包括数量与结构、教学工作、科研情况、培养培训，含二级指标8个，每个指标由2～4个评价标准组成，各项分值分别为5～15分，总计100分。其中总分大于80分达标。

1. 数量与结构（30分）

（1）专任教师总体情况（10分）。

具有中药学专业背景的专任教师，教师团队中高级职称应占有20%及以上，正高职称至少1人；学历比例恰当，硕士、博士学位的比例不低于50%，应用型本科高校"双师型"教师占专任教师比例不低于50%。中医学基础、临床中药学、方剂学、中药炮制学等专业课程不得有外聘教师，并严格执行教师资格准入制度。每门课程教学实验室必须配备1名以上具有中级以上技术职称的实验技术人员。

（2）兼职教师情况（5分）。

聘请具有实践经验的专业技术人员担任兼职教师，对中药学专业学生开设讲座及指导毕业论文等。应用型本科高校的教师不低于专任教师的25%。

（3）专业课和专业基础课主讲教师情况（15分）。

各门公共选修课和专业基础课至少配备副高以上职称专任教师2名，专业必修课至少配备副高职称1人，具有讲师职称或硕士学位担任专业基础课、专业课的主讲教师比例应占90%以上，应用型本科高校专业核心课程的教师须具有与专业相关的企业工作经历或实践经验。

2. 教学工作（40分）

（1）师德修养（15分）。

注重师德建设，遵守《高等学校教师职业道德规范》，认真履行岗位职责，无重大教学事故发生；遵守学术道德，无论文抄袭或学术造假等在学校或社会上造成负面影响的事故。

（2）师生互动（10分）。

课堂上注重与学生互动，课内外与学生交流，及时反馈学生学习表现，并指导学生未来职业规划；安排教师课外指导环节。

（3）主要教学环节的执行情况（15分）。

大部分教师可按照教学要求认真完成教学任务，在教学准备、课堂教学、实验教学、课外辅导、作业批改和学业评价等教学环节中，认真履行职责，能基本保证教学质量，教学效果良好。副高及以上职称的专任教师均为本专业本科生授课。

3. 科研情况（10分）

全体授课教师参与中药学科研支撑教学。近3年，参与中药学专业相关的科学研究工作并正式发表科研论文或撰写并给予采纳的咨询报告的教师人数不低于60%；有专业教师主持校级以上科研课题或横向科研课题；教师的科研活动在本科教学环节中发挥积极的作用。

4. 培养培训（20分）

（1）师资建设规划（10分）。

完善有规划、有措施、有实效的专业师资队伍建设，设有提高教学质量和业务水平的鼓励措施；重视并培养青年教师。

（2）教师职业发展（10分）。

定期组织教师参加实践锻炼或短期进修学习1个月以上。

（二）教材质量评价

该评价体系由3个一级指标组成，包括教材内容质量、教材特色、编印质量，分别有2～4个二级指标，每个指标由1～4个评价标准组成，各项分值分别为8～36分，总计100分。其中大于等于80分即合格。

1. 教材内容质量（74分）

（1）思想水平（14分）。

思想性：具有良好的思想观点，符合马克思主义哲学辩证唯物主义，弘扬中华民族传统文化精神，无政治性和政策性错误。

逻辑性：逻辑层次分明，条理清楚，教材体系能反映内容的内在联系及本专业特有的思维方法。

（2）教学水平（36分）。

教学适应性：符合专业人才培养目标及课程教学的要求，取材合适，深度适宜，分量恰当。

认识规律性：符合认知规律，由浅入深、循序渐进学习，富有启发性，便于学生学习，同时有利于激发学生学习兴趣及各种能力的培养。

结构完整性：结论、正文、例证、习题、参考文献齐全，结构层次合理，有助于学生构建正确的认识方法、思考方法和学习方法。

先进性：能反映本学科在国内外科学研究和教学研究已取得的先进成果，适应现代科技发展水平。

（3）科学水平（24分）。

系统性：能完整表达本课程应包括的基础知识、技能技巧，反映其各知识点间的相互联系及发展规律，逻辑结构严谨，知识体系合理。

理论性：能正确阐述本学科的科学理论和概念，引用材料切实可靠，注重理论联系实际，具实用性，体系合理。

语言文字：教材编写文字规范、简练，符合国内通用语法规则，语言流畅、通俗易懂、叙述生动。

图表：使用图文恰当、清晰、准确，符号、计量单位符合国家标准。

2. 教材特色（8分）

（1）编写风格（4分）。

教材内容和体系安排有明显改革创新，具有时代发展特色。

（2）内容特色（4分）。

对于相关知识点概念的叙述、理论阐述具有独到之处，对本学科新型教材做大胆、有效的尝试，尤能形成本学科较为成熟的教材。

3. 编印质量（18分）

（1）加工水平（4分）。

具体内容：教材内容无政治性、科学性、知识性错误，目录与教材内正文一致，参考文献著录准确。

各类符号：使用标点、符号、公式、数据、计量单位标准规范。

（2）设计水平（5分）。

封面设计：对教材封面、扉页、封底进行设计可恰当反映本书内容，构思合理、风格鲜明、色彩和谐。

版式设计：书中字体规范、统一，字号、字形、序号使用合理。

（3）校对水平（4分）。

差错率低于万分之一。

（4）印装水平（5分）。

印刷水平：印刷字迹清楚，墨色均匀，阅读视觉良好。

装订水平：装订平整，无缺页、白页、颠倒，裁切整齐。

（三）课程设计质量评价

该评价体系由6个一级指标组成，包括教学指导思想、师资队伍、教学过程与教学改革、教学研究与成果、教学文件、教学效果6个方面，含二级指标24个，每个二级指标由1～4个主要观测点组成，各项分值分别为1.5～8分，总计100分。其中大于等于80分即合格。

1. 教学指导思想（5分）

（1）课程的目标定位（2.5分）。

中药学专业的主干课程包括中药学、中医学、化学，核心课程定位准确，建设的课程目标明确，与前后期课程有较好的衔接。

（2）教育思想观念（2.5分）。

注重教学研究，有创新、有特色，措施有力，行之有效，质量意识强。

2. 师资队伍（15分）

（1）中药学专业主干学科带头人（3分）。

至少具有 1～2 名年富力强，在中药学、中医学、化学等中药学专业主干学科的教学工作中起带头作用，在科研方面有所成就，在国内具有一定影响力和知名度的教授，并胜任中药学专业课程负责人工作。

（2）师资结构（4.5分）。

教师的职称结构基本合理。高级（副教授以上）：中级：初级 = 4：4：2；

教师的年龄结构基本合理，老年（56 岁以上）：中年（36～55 岁）：青年（35 岁以下）=33：3：4；

学历结构：获得硕士学位的青年教师达 70% 以上，50 岁以下教师获博士学位者达 30% 以上；

教师梯队不少于 4 人。

（3）师资培养（3分）。

注重对中青年教师的培养，有师资培养计划与具体措施，效果明显；

实行严格的新任教师试讲制度。

（4）参加科研（1.5分）。

70% 以上的教师参加中药学专业相关的科研活动；

70% 讲师以上教师有科研课题。

（5）教学论文（3分）。

近 2 年发表论文数人均大于 1 篇。

3. 教学过程与教学改革（40分）

（1）教学组织（4分）。

有组织、有计划、有目的地开展教学活动，包括集体备课制度、组织公开课，开展与教学有关的活动和经验交流等；

设立专职或兼职教学秘书，工作认真细致，辅助教研室主任及各个教师完成该教研室的相关工作，熟悉教学安排等各项工作；

有统一的课堂教学、实践教学等教学工作安排，加强教学管理及教科研活动，及各项教学工具、教学软件、教学设施和教学措施以保障教学计划执行；

有严格的督导听课检查教师教学检查评估制度，对教师授课情况、学生听课情况、学习情况进行定期评估，对不足之处给予意见与建议。

（2）授课教师（4分）。

高级职称（副教授以上）教师均为中药学专业本科生授课，授课比例不低于本门课程理论课时数的60%，每节课均应按照备课制度进行备课，做好课堂教学质量评估，及时反映教学进度；

青年教师（助教）有培养性地讲课，主要针对专业课的重点、难点进行深度讲解；

中药学类专业，实验学时不少于520学时，实训、实习和社会实践时间不少于22周，并达到教学计划与教学大纲的要求。

（3）课堂教学（8分）。

具有认真的教学态度，教学认真细致并富有责任心，良好的作业指导和批改，注重教学反馈，及时改进教学方案；

教学的内容与中药学本科专业的教学大纲要求相符，教学内容简明扼要，突出"三基"，适当反映本学科新成果、新知识；

启发教学，教学方法科学，注重能力的培养，概念明确，重点突出，难点讲解清晰，逻辑性强；

教师对教学内容能做到准确把握，实现脱稿讲述，讲解清晰，熟练自如，且富有技巧性和艺术性；

根据本科中药学专业的课程需要、教学目标与教学对象的特点，在教学教程中，广泛应用多媒体教学、电视教学、网络远程教学等，体现教学的现代化。

（4）实验实习教学（8分）。

具备一流的实验（实习）教学设备和条件，实验开出率（实习计划完成率）达到100%；

注重培养学生发现、分析和解决问题的能力；

有综合性实验和设计性实验（综合案例讨论）；

规范教学组织和管理，合理配备教学和实验人员。

（5）成绩考核（8分）。

有形成性评价和终结性评价，完成形成性评价的指导与反馈；

建立试题库并有效使用，按制度进行期末考试，所有考试都做到统一命题、统一标准、统一评阅，考试组织严密，试题错误少，没有出现试题泄漏等责任事故，考场纪律严明；

考试内容与教学大纲要求相符合，能科学地检查教与学效果，理论考试中记忆、理解和应用的分数比例合理；

建立试题质量分析体系，对每次考试的正常性（平均分、标准差）、题量、分数、难度等指标进行定量和定性分析，分析教师的教学、学生的学习等方面，对不足之处进行改进，反馈教学效果，并及时反馈给学生。

（6）课外活动（4分）。

加强学生创新能力和实践能力培养，结合专业教学特点，组织学生开展科技活动、学科活动、文体活动、课外阅读活动和社会实践活动等，扩大学生知识面和对新知识的敏感性。

（7）教书育人（4分）。

爱岗敬业，做一名好教师，有良好的教学风格，在教学过程中对学生严格要求，善于引导；

将德育纳入专业的教学中，教学中体现思想品格和教育品格。

4. 教学研究与成果（15分）

（1）教研项目（4.5分）。

更新教育思想和观念，认真开展教学研究和教学改革，取得显著改革成效。

（2）课件项目（3分）。

课程在计算机辅助教学（CAI）、录像教材、网络课程等方面有立项或长期工作积累，并取得显著成绩。

（3）教学研究论文（3分）。

近年来主讲教师人均发表教学研究论文不少于1篇。

（4）教学成果（4.5分）。

近三年来，在教学成果评选中取得显著成绩，获得过1项省级以上教学成果奖。

5. 教学文件（15分）

（1）教学大纲（3分）。

符合中药学专业课程基本要求、具备先进的内容和标准格式，根据教学改革的需要进行修订，体现教学内容的基础性、科学性、先进性。

（2）教学文件（3分）。

有完善的教学工作文件管理制度，包括教学计划、教学日历、教案、教学检查、教学小结、经验总结、学生成绩等材料的管理制度和详尽的文字记录。

（3）文字教材（4.5分）。

选用具有思想性、科学性、先进性、启发性和适用性的，符合教学大纲要求的高水平教材；

教学辅助教材、实验教材、教学参考书、实验实习指导书系列化和规范化，满足教学需要。

（4）网络教学资源（4.5分）。

网络课程建设较为全面，有免费的教育网站，网课内容更加丰富，形式更加多变；

网络课程应用良好，学生可以共享优质资源，提高自主学习能力。

6. 教学效果（10分）

（1）教学效果（6分）。

大部分学生对该课程教师的教学效果满意，能掌握该课程的核心内容；

大部分相关教师对该课程有很好的评价，教学设计理想，能发挥教师的引导能力，能充分调动学生学习的积极主动性。

（2）学生素质和能力（4分）。

学生基本理论、基本知识扎实，基本技能熟练，能学思结合，懂得融会贯通，达到教学大纲要求。

（四）教学大纲质量评价

该评价体系由4个指标组成，包括规范性、课程简介、教学方式方法、特色与改革，每个指标由1～3个主要评价标准组成，各项分值分别为10～30分，总计100分。其中大于等于80分即合格。

1. 规范性（20分）

（1）课程编号、名称、类型、学时、学分：设置课程的自然信息表述完整正确；信息与学校系统中课程库信息及教学大纲审批表中信息相一致。

（2）格式：按照学校拟定的标准模板格式制定，经过专业指导委员会的审定。

（3）先修课程：规定的先修课程安排合理可行。

2. 课程简介（30分）

课程性质、目的、任务与基本要求：课程在专业课程体系中的位置性质定位准确，课程设置目的清楚，充分体现设置的必要性，课程任务与教学基本要求明确。

3. 教学方式方法（30分）

教学方法与手段、实践环节、各教学环节学时分配：教学方法、手段、考核方式切实可行，实践内容与理论课程联系紧密、安排合理，教学环节学时分配符合教学内容的具体要求。

本科中药学专业学生在完成学业时，专业水平应达到以下要求：

掌握中医药基础理论和临床用药的基本知识，掌握常用中药的性能、功效、中药七情配伍和用药禁忌、用药方法、常用剂量；

掌握中药品种鉴定、质量分析的基本理论与技能；

掌握中药化学成分的提取、分离和检测的基本原理与技能；

掌握中药药理学与毒理学的基本理论与实验技能；

掌握中药炮制加工、制剂制备和制剂分析的基本理论与技能；

熟悉药事管理的法规、政策与营销的基本知识；

具备一定的自然科学和人文社会科学知识；

掌握一门外语，能查阅本专业外文资料；

熟练运用计算机，掌握文献检索、资料查询的基本方法；

具有一定的科学研究和实际工作能力；

了解中药学科及相关学科的学术发展动态。

4. 特色与改革（20分）

改革创新：大纲中的目标、内容及安排等与本科学校设置的同名课程教学大纲有明显区别，能体现我校特色；根据需要，可与上年度教学大纲相比有修订、改革与调整。

（五）备课质量评价

该评价体系由10个指标组成，包括教学目标、教学过程、练习设计、板书设计、备课数量、兼教科目、备课态度、教学反思、教学准备、备课特色，分A（10分）、B（8分）、C（6分）、D（4分）4个等级赋分。

1. 教学目标

掌握教学进度，统一本科中药学专业的教学要求，有明确的教学目标，全面发展学生，教学内容符合课程要求、与实际相符合；准确把握教学的重点、难点。

2. 教学过程

教学过程需明确教学的进度，根据教学大纲的要求，熟悉各章节的教学目标、要求和难点等，提高教学质量。重视结合学生生活实际；能够合理开发使用教材；授课过程思路清晰，层次分明；灵活授课，根据实际修改备课教案。

3. 练习设计

练习有目的性，围绕课程重点、难点，有层次性，习题由易到难、数量适度，练习形式多样，激发学生学习兴趣与思维能力，根据练习认真分析学生学习状况，课程掌握情况。

4. 板书设计

板书设计有明确的目的性，突出教材的重点、难点，设计简洁合理，语言科学准确，条理清晰，布局合理，形式多样，启发思维，书写规范、流畅，示范性强，字画搭配平衡，版面清洁整齐。

5. 备课数量

各教研室组长带领本组教师每周集体备课 1 次，教师平时应保持超前 1 周备课，各科备课数量符合要求。

6. 兼教科目

除主要的教学科目外，对兼教的科目要求有备课，课时数符合实际数。

7. 备课态度

重视学情分析，提高教学效益；找准学生学习的起点，因材施教；课前预案与课中记录、课后反思相结合；认真设计教案，选择最佳策略，格式规范、书写认真。

8. 教学反思

讲解新课的时候，兼顾复习已有的旧知识，把握教材重点、难点，对新课的讲解与点播、课堂气氛、学生的主观能动性等进行总结；及时收集学生对教学的意见和要求。

9. 教学准备

分析教材、教学目标、内容、重点和难点；了解学生原有知识结构和能力，优化教学内容，编写教学设计，设计灵活的教学计划，准备教学资源（教学硬件、教学软件、文字资源等）。

10. 备课特色

教案有自己的特色和自己的思考，详略得当，重点突出，难点清晰，教学具有吸引力。

（六）理论课质量评价

该评价体系由 5 个一级指标组成，包括教学态度、教学内容、教学方法、基本素质、教学效果，每个一级指标由 2 ~ 4 个二级指标组成，各项分值分别为 2 ~ 10 分，总计 100 分。评价内容分 A（1.0）、B（0.8）、C（0.6）、D（0.4）4 个评价等级，评教者根据任课教师的教学情况，在 A、B、C、D 4 个等级中选择一级。得分 = 本项指标标准分 × 本项评价等级的权系数（1.0、0.8、0.6、0.4）。

1. 教学态度（15 分）

（1）注重教书育人，重视学情分析，提高教学效益；找准学生学习的起点，因材施教；课前预案与课中记录，课后反思相结合；认真设计教案，选择最佳策略，恪尽职守，一丝不苟（6 分）。

（2）备课充分，格式规范、书写认真（4 分）。

　　（3）认真组织教学，重视以学生为中心，提高学生自主学习能力和创新创业能力，及时收集教学反馈信息（3分）。

　　（4）遵守教学纪律，按时上下课（2分）。

2. 教学内容（30分）

　　（1）符合中药学各科目教学大纲要求，讲清重点、难点，实施科学方法，注重中医药思维、批判性思维和创新思维的培养，使学生养成科学思维，掌握科学方法（10分）。

　　（2）讲课目的明确，中药学专业课各概念清楚，定义准确（8分）。

　　（3）立足于教材，介绍中药学相关学科发展新动向、新成果，深入研究经济社会发展和中医药产业发展对中医药人才知识、能力、素质结构的要求和科学发展的需要，将中医药产业和产业发展形成的新知识、新成果、新技术纳入教学内容，并对现有教学改革成果进行整合。培养学生的创新精神、实践能力和创业能力（6分）。

　　（4）理论联系实际，举例恰当，推广运用现代信息工具的教学方法，推广启发式教学，采用探究、参与、研究性教学等新的教学方法，提高学生发现、分析和解决问题的能力（6分）。

3. 教学方法（30分）

　　（1）讲课逻辑性强，思路清晰，语言生动，板书工整，条理分明（8分）。

　　（2）教学方法具有多样性，不照本宣科，善于运用启发式教学，培养学生创新能力，使学生能从中获得知识、巩固知识（10分）。

　　（3）因材施教，注重中医药思维、批判性思维和创新思维的培养，使学生养成科学思维，掌握科学方法（6分）。

　　（4）合理运用形象化、现代化教学手段或教具（6分）。

4. 基本素质（10分）

　　（1）忠于人民的教育事业、热爱学生、团结协作、为人师表、仪表端庄、举止得体、态度和蔼（5分）。

　　（2）普通话或外语发音精准、清晰，具有科学性、形象性、生动活泼等；会用科学的理论方法指导教学，有独到的见解（5分）。

5. 教学效果（15分）

　　（1）要以教学为中心，负责任，把教材与社会实际联系起来。教学内容吸引人，使学生注意力集中，课堂秩序良好（6分）。

　　（2）师生关系融洽，学生乐于讨论，对教学内容充满热情，积极思考，积极回答问题（5分）。

　　（3）课堂结束后，学生能掌握基础知识与基本技能，或理解大部分课堂教学内容（4分）。

（七）实验课质量评价

该评价体系分为教师、干部评价和学生评价 2 个体系，2 个体系均由 5 个指标组成，包括教学态度、教学内容、教学方法、基本素质、教学效果 5 个方面，每个指标由 2 ～ 4 个评价标准组成，各项分值分别为 10 ～ 30 分，总计 100 分。其中大于等于 80 分即合格。

1. 教师、干部评价

（1）教学态度（15 分）。

注重教书育人，教学作风严谨，以身作则，教育学生爱护实验器材，注意节约，并保持实验室清洁；

实验准备认真充分，写好实验教案，必要时做好预实验；

认真组织教学、批改作业和实验报告；

遵守教学纪律，充分用足、用好规定的实验学时。

（2）教学内容（30 分）。

按中药学相关课程实验大纲或实验指导要求，讲清难点，重点突出，开设中药学类专业的院系课程计划中综合性、设计性实验的课程占实验课程总数的比例应达到 90% 以上；

实验目的明确，内容正确，设有无机化学、有机化学、物理化学、分析化学、微生物学、免疫学、药理学、中药药理学、中药化学、中药药剂学、中药炮制学、中药鉴定学、中药分析等专业课实验；

立足教材，不随意取舍规定的实验内容与要求；

以本学科基本理论为指导，结合实验结果的观察与分析，加深学生对理论知识的理解。

（3）教学方法（30 分）。

实验讲解逻辑性强，思路清晰，语言生动，板书适当，示范操作熟练准确；

注意精讲多练，重在示范指导，培养学生的观察力与独立操作能力；

因材施教，兼顾多数与个别学生。

（4）基本素质（10 分）。

仪表端庄，举止得体，态度和蔼；

普通话或外语发音精准、清晰，具有科学性、形象性、生动活泼等；

会用科学的理论方法指导教学，有独到的见解。

（5）教学效果（15 分）。

学生对该次实验技术操作与实验方法的掌握情况良好；

学生按时按要求完成整个实验过程，取得必要的数据和结果。

2. 学生评价

（1）教学态度（15 分）

注重教书育人，教学作风严谨，以身作则，教育学生爱护实验器材，注意节约，保持实验室清洁；

实验准备认真充分，写好实验教案，必要时做好预实验；

认真组织教学、批改作业和实验报告；

遵守教学纪律，充分用足、用好规定的实验学时。

（2）教学内容（30分）

按中药学相关课程实验大纲或实验指导要求，讲清难点，重点突出，开设中药学类专业的院系课程计划中综合性、设计性实验的课程占实验课程总数的比例应达到90%以上；

实验目的明确，内容正确，设有无机化学、有机化学、物理化学、分析化学、微生物学、免疫学、药理学、中药药理学、中药化学、中药药剂学、中药炮制学、中药鉴定学、中药分析等专业课实验；

立足教材，不随意取舍规定的实验内容与要求；

以本学科基本理论为指导，结合实验结果的观察与分析，加深学生对理论知识的理解。

（3）教学方法（30分）

实验讲解逻辑性强，思路清晰，语言生动，板书适当，示范操作熟练准确；

注意精讲多练，重在示范指导，培养学生的观察力与独立操作能力；

因材施教，兼顾多数与个别学生。

（4）基本素质（10分）

仪表端庄，举止得体，态度和蔼；

普通话或外语发音精准、清晰，具有科学性、形象性、生动活泼等；

会用科学的理论方法指导教学，有独到的见解。

（5）教学效果（15分）

学生对该次实验技术操作与实验方法的掌握情况良好；

学生按时按要求完成整个实验过程，取得必要的数据和结果。

（八）教学督导质量评价

该评价体系由3个一级指标组成，包括督导任职条件、督导权利、教学督导检查内容，每个一级指标由5～6个二级指标组成，各项分值分别为5～9分，总计100分。评价内容分A（1.0）、B（0.8）、C（0.6）、D（0.4）4个评价等级，评教者根据情况，在A、B、C、D 4个等级中选择一级，得分 = 本项指标标准分 × 本项评价等级的权系数（1.0、0.8、0.6、0.4）。

1.督导任职条件（25分）

（1）热爱高等教育事业、拥护并全面贯彻党的教育方针和政策、关心中医药教育事业发展、有较强的工作责任心和奉献精神、工作主动、认真负责、秉公办事、作风正派（5分）。

（2）具有一定的教学研究能力和工作协调能力（5分）。

（3）具有副高级以上专业技术职称，15年以上教龄，教学经验丰富，教学效果良好，学术水平较高（5分）。

（4）身体健康，能坚持日常教学督导工作，原则上应在65岁以内（5分）。

（5）工作时间有充分的保障，能认真负责履行听课、检查、评估、巡考、值周、调研等职责任务，按时按质完成各项教学督导任务（5分）。

2. 督导权利（25分）

（1）教学督导员可对教学工作提出个人建议（5分）。

（2）督导员可对课堂教学、实验（实习）等各种教学活动进行督导和指导，并根据一定程序调阅教学文件、资料，包括教师的备课笔记和教学大纲（5分）。

（3）教学督导员在校内进行各项教学调研活动，按程序组织教师和学生召开教学座谈会，监督二级学院及教研室落实和执行学校有关教学管理的规定和措施（5分）。

（4）教学督导员可对各级教学管理部门进行检查、监督和指导（5分）。

（5）对不服从教学督导的单位和个人，教学督导员应提出处理建议（5分）。

3. 教学督导检查内容（50分）

（1）教学态度（8分）。

体态庄重，举止大方，精神饱满，按时上下课，严格要求学生，备课认真，教材、教案、讲稿齐全，讲课熟练。

（2）备课情况（9分）。

课前准备充分，合理安排图片影像资料；认真制作课件及教学，教学目的明确，概念清楚，定义准确，内容充实，讲授熟练，逻辑性强。

（3）教学内容（8分）。

讲课内容精炼充实，主次分明，深广度适宜，理论联系实际，注意教学内容前后联系，使内容具有系统性。能反映最新成果，条理清晰，重点突出，讲透难点。

（4）教学方法（8分）。

采用适宜的教学手段和方法（录像、幻灯片、模型、实物、插图等），采用启发思维能力的讲解方法（运用设疑、提问、对比、图解等由浅入深，由表及里的分析归纳方法）。

（5）能力表达（8分）。

普通话标准，语言表达清楚，结论明确，板书工整，字迹清楚，字体规范，注重师生交流，课堂控制能力强。

（6）教学效果（9分）。

讲课有特色，能吸引学生的注意力，使学生基本能讲解和掌握所授内容，提高分析和解决问题的能力。

（九）学生作业质量评价

1. 课程作业（35分）

（1）平时课堂作业。

指根据课程教学安排和学习测评的要求所布置的作业（包括课堂作业和课外作业），任课教师可依据学生完成作业的数量和质量进行成绩评定。平时课堂作业的次数根据课程特点由任课教师自行设定，每门课程的平时课堂作业不低于3次。

（2）综合性作业。

根据课程阶段性学习测评需要而专门设计的综合性作业，任课教师可根据学生完成作业的次数和质量评定成绩。每门课程可安排该类作业1～2次。

2. 作业规范性与质量（30分）

（1）考核选题规范，符合教学大纲或教学基本要求。
（2）考核的内容要素表述清楚，完整规范。
（3）考核内容能反映综合训练要求，与教学专题密切相关。

3. 批阅规范性与质量（35分）

（1）评分标准科学合理，评分依据细化明确。
（2）评阅遵循评分标准赋分，赋分方式统一。
（3）红笔批阅，批阅记录清楚，无随意拉分、扣分现象。
（4）成绩统计、登录正确，无错登、漏登现象。
（5）课程考核难易程度与教学目标相适应，作业质量高。
（6）课程考核成绩有区分度，成绩分布合理。

（十）实习环节质量评价

该评价体系具有3个一级指标，分别为实习教学基本条件、实习实训过程、实习教学效果3个方面，每个指标由3～4个评价标准组成，各项分值分别为8～10分，总计100分。大于等于80分即合格。

1. 实习教学基市条件（35分）

（1）教师配备（9分）。

校内指导教师指导学生人数不超过6人，校外实习基地指导教师指导学生人数不超过3人；实习指导教师应具备中级及以上职称，且经验丰富、业务素质好、责任心强、安全防范意识高；

实习带教教师应具备普通高等学校等本科及以上学历，且经验丰富、能力较强的带教教师应占50%以上。

（2）实习教学文件（9分）。

实习大纲应结合专业特点和人才培养目标，系统设计实习教学体系，内容应科学、规范、完整；有切合实际的实习计划，并能按时上报和及时下达，审核实习手册、实习评价、考核评价方案等。

（3）实习基地（9分）。

具有相对固定的实习基地，符合与本专业类学生认知实习、生产实习、毕业实习的实践基地，以及相对稳定的校外实习基地和野外见习基地。

（4）实习制度与经费（8分）。

学生可自行选择单位分散实习，对分散实习的学生，要严格施行实习基地条件、实习内容的审核；

实习文档材料齐全，实习管理制度健全；

经费有保证，满足实习基本需求，确保实习质量。

2. 实习实训过程（35分）

（1）实习内容（9分）。

内容与专业对口，符合大纲要求；

开展研究性实习，推动多专业知识能力交叉融合，有利于学生理论联系实际能力的培养。

（2）教师指导工作（9分）。

能积极指导学生实习；

能按进度落实实习内容；

现场跟踪指导学生工作，检查学生学习情况，做好实习考核；

明确一名领导分管教学管理工作，配备教学管理人员负责具体工作；

学生进入各实习单位后，有专门部门和专职人员负责教学实践的领导和管理工作，包括实习生的政治思想、组织纪律、实习安排及生活等方面；

按照实习大纲和实习计划的要求认真组织实施制订学生实习安排表，定期检查毕业实习计划的完成情况和实习带教工作情况；

定期召开实习生座谈会，了解学生各方面的要求与建议，掌握实习生的思想动态，发现问题及时向学校教务处通报；

高校要做好学生的安全和纪律教育及日常管理，实习单位要做好学生的安全生产、职业道德教育。对实习生进行严格管理，定期考勤。对严重违反纪律和规章制度的实习生，及时向学校教务处进行通报，并提交文字材料及提出意见。

（3）学生实习情况（9分）。

必须按规定时间到实习单位报到，实习结束按照规定时间离开实习单位，未经主管部门（学校教务处及实习单位）批准擅自延迟报到或提前结束实习者，按旷课处理；

实习学生在带教教师的指导下严格按照实习单位的规范进行实习，加强安全防范意识，严格执行报告制度，严防差错事故发生，因不遵守请示报告制度，造成事故或导致不良影响者，视情节轻重给予纪律处分；

实习时应做到主动，认真、细致，要勤看、勤听、勤记、勤实践、勤思考；

学生应当尊重教师和技术人员，遵守学校和实习单位的规章制度和劳动纪律，保守实习单位秘密，服从现场教育管理；

遵纪守法，尊重导师，虚心学习；及时书写实习记录且内容充实。

（4）实习检查（8分）。

针对教学单位层面的检查：教务部门要组织开展实习教学改革与研究，明确相关部门工作职责和工作流程，做好实习工作的检查督导；各教学单位要加强实习组织管理，做好安全监督及其他突发事件的风险处置；

针对学生层面的检查：主要是检查学生的思想表现、组织纪律、实习态度、学习工作，生活状况等；在实习期间，各学院视学生实习情况还可随时进行检查，对于在实习检查过程中发现的问题，各学院应及时向实习单位或学校汇报、反馈，以保证实习顺利进行。

3. 实习教学效果（30分）

（1）实习报告（10分）。

报告格式规范；报告内容全面、充实；教师能认真评阅实习报告；实习报告的时间小于等于2周的，字数应大于等于3000字；时间大于等于3周的，字数应大于等于5000字。

（2）学生成绩结构（10分）。

实习成绩的评定全面考虑了学生的实习表现、实习记录和实习报告的质量；总成绩分布合理，切合实际，凡实习成绩不合格者，须自行联系原实习单位补实习，补实习费用由学生自行承担。

（3）总结评价（10分）。

有内容完整、科学规范的考核小结；教师有丰富的实习工作总结；分院有内容充实的实习工作总结。

（十一）毕业论文质量评价

该评价体系分为指导教师评阅与评阅专家意见 2 个体系。

指导教师评阅体系包括选题质量、研究能力、创新能力、文献资料应用能力、论文（设计）质量、论文（设计）格式、工作量及工作态度 7 个方面，下文给出了各评价项目达到 A 级的具体要求，各项目的评分分为 A、B、C、D、E 5 个等级并赋予相应的分值范围。请对照 A 级标准，结合该论文（设计）实际，评出各项目具体得分，并填写在相应项目的评分栏中。计算总分，若总分小于 70 分或各项目评分为 E 级，将不能提交专家评阅及答辩，要求学生限期修改合格后再申请重新评阅及答辩。评语栏不够可另加附页。

评阅专家意见体系包括选题、中英文摘要、引言、绪论、综述、实验、调研设计方案、方法、结果与专业知识、参考文献／资料、文字表述与图表质量等方面。其中，计算总分，若总分小于 70 分或各项目评分低于该项目分值的 60% 将不能提交答辩，要求学生限期修改合格后再申请重新评阅及答辩。评语栏不够可另加附页。

1. 指导教师评阅

（1）选题质量。

选题符合专业培养目标，体现综合训练基本要求；题目有一定难度；有一定的理论意义或实际价值。

（2）研究能力。

能较好地理解课题任务；研究方案设计合理；实验方法科学；理论分析与计算正确，实验数据准确可靠；有较强的动手能力、分析能力和实验数据处理能力；能综合运用所学知识发现与解决实际问题，得出有价值的结论。

（3）创新能力。

有创新意识，或对前人的工作有改进或突破，或论文（设计）有独到见解。

（4）文献资料应用能力。

能独立查阅文献；

能正确翻译外文资料；

具有收集、加工各种信息及获取新知识的能力。

（5）论文（设计）质量。

论文（设计）结构严谨，逻辑性强；

语言文字表达准确流畅；

有一定的学术价值或实用价值。

（6）论文（设计）格式。

论文（设计）格式、图表（或图纸）规范，符合要求。

（7）工作量及工作态度。

工作量饱满；

能圆满完成任务书规定的各项工作；

工作认真、努力，遵守纪律，工作作风严谨务实；

团队协作能力强。

2. 评阅专家意见

（1）选题。

紧扣本专业的培养目标，与本专业密切相关，具有相当的先进性，合适的深度和难度，能结合生产实际和科研实践进行，现实意义明显（19～20分）；

较好地符合本专业的培养目标，能反映本专业的主要内容，具有一定的深度和难度，有一定的学术价值或应用价值（17～18分）；

能符合本专业的培养目标，属于本专业的业务范围，深度和难度一般，有一定的实际意义和应用价值（15～16分）；

与本专业的业务范围有某种关联但不够明确（13～14分）；

与本专业的业务关联不明确，或不属于本专业的业务范围（0～12分）。

（2）中英文摘要。

能简明扼要地表达该论文的目的、方法、结果和意义；译文翻译准确，句通文顺（9～10分）；

能较好地表达论文的目的、方法、结果和意义，无明显缺陷；译文准确，大体通顺（7～8分）；

能表达论文目的、方法、结果和意义，但某一方面有缺陷或表达不明确；译文表达准确，无大错（5～6分）；

基本能表达论文目的意义，但有两项以上缺陷或一项严重缺陷；译文基本准确，无大错（3～4分）；

表达不出实验或调研的方法和特点；译文表达不清或无英文摘要（0～2分）。

（3）引言、绪论、综述。

能灵活运用专业理论正确阐明课题立题依据，表达完整、清晰，理论考查全面（9～10分）；

能运用专业理论解释课题立题依据，表述完整、清晰（7～8分）；

能较好地运用专业理论解释课题立题依据，表述基本完整、清晰（5～6分）；

基本能运用专业理论解释课题立题依据，表述不够完整、不够清晰或对该理论考查不够全面（3～4分）；

不能运用专业理论解释课题，表述不完整、杂乱无章（0～2分）。

（4）实验、调研设计方案。

实验或调研方案设计科学、合理，见解独特，富有新意；实验或调研数据准确、可靠（19～20分）；

研究或调研方案设计合理，见解较有新意，实验或调研数据准确、可靠（17～18分）；

研究或调研方案设计比较可靠，不足之处是缺少新意，但能提出自己的见解，掌握了一定的理论知识和专业技能；实验或调研数据较为准确（15～16分）；

研究或调研方案见解一般、立意不新；实验或调研数据稍有误差（13～14分）；

研究或调研方案牵强，研究内容无创新，研究意义不大或已经有人做过该研究，甚至有严重的原则错误，或是抄袭他人实验成果。实验或调研不认真、不严谨、不规范，数据不准确、不可靠（0～12分）。

（5）方法、结果与专业知识。

实验或调研方法新颖，实验结果切实可靠，有很大的研究意义，实验方法和结果都比较完美，不存在错误，且学生能对相关问题深刻分析，成果突出，完全掌握了有关基础理论与专业知识（19～20分）；

方法正确，操作合理，对研究的过程中遇到的诸多问题能够很好地解决，学生有一定的专业理论知识储备，实验成果也有一定意义，整体没有很大的错误，允许有一些不影响结果修改的瑕疵（17～18分）；

方法基本可靠，但存在一些错误，通过自己的努力修正基本行得通，并得出想要的研究结果，学生研究成果有一定意义（15～16分）；

实验方法比较合理，但存在一些小错误，导致结果不算完美，与预期有点偏差，但方法和操作总体行得通，学生有一定的专业知识储备，但研究意义不算明显（13～14分）；

研究方法出现错误较多，不能达到预期的成果，实验结果差强人意，问题没有得到根本解决，缺乏科研能力，专业基础知识储备太少（0～12分）。

（6）参考文献/资料。

文章参考文献格式和排版正确无误，文献可靠，引用文献准确且得当地支撑自己想要叙述的观点（9～10分）；

文献、资料翔实，数量达到指定要求，引用正确（7～8分）；

文献较翔实，数量达到要求，引用较为正确（5～6分）；

文献资料数量达到要求，引用基本正确（3～4分）；

参考文献格式有误或者引用不当，逻辑性不强，文献观点和作者想要表述观点存在偏差，文献数量不足或者引用很多不相关文献凑数（0～2分）。

（7）文字表述与图表质量。

图文应用得当，没有错误，大方美观，且图表能够准确而直观地反映出作者想要表达的观点和趋势，重点标出重要的数据，方便读者捕捉，结果一目了然，格式、标题及标注都非常准确（9～10分）；

图表制作没有错误，能表达观点及趋势，掌握图表制作的技巧，可以较为直观地反映出作者想要表达的观点和趋势，文字使用也比较准确（7～8分）；

图表制作整体上没有错误，可以反映出作者想要表达的观点和趋势（5～6分）；

结构较松散，逻辑性不强，论述尚有层次，文字尚通顺。图表存在瑕疵，但逻辑思路总体上没有错误，还可以表达出作者的数据趋势和走向（3～4分）；

图表存在较多错误，且图表过于凌乱，不美观，文字和图表对不上，图文对不上号，没有逻辑性（0～2分）。

（十二）毕业答辩质量评价

该评价体系由5个指标组成，包括摘要、方案设计、数据分析归纳处理总结、实验与结果讨论、论文答辩，每个指标分为3～4个档次。其中，学生毕业论文的等级标准：优秀（最终得分100～90分）；良好（最终得分89～80分）；中等（最终得分79～70分）；及格（最终得分69～60分）；不及格（最终得分60分以下）。

1. 摘要

（1）摘要内容全面而简练，格式准确，能够简明、确切地记述全文主旨，没有瑕疵（11～15分）；

（2）摘要可以较为准确地表达全文的中心主旨，但语句不够简练，格式基本正确（7～10分）；

（3）基本能表达该文的目的、意义，但有2项以上缺陷或1项严重缺陷，表达不出实验或调研的方法和特点，摘要内容逻辑性不强，或者格式不对，文字啰嗦，不能全面地表述出文章中心主旨（2～6分）。

2. 方案设计

（1）实验或调研方案设计科学；实验或调研原理、实验或调研指标、操作合理可行；内容创新性、逻辑性强，内容契合主题的进行，方案设计合理，属于中药领域较为前沿的研究内容，没有错误，学生已经掌握了相关的理论知识（16～20分）；

（2）实验或调研方案基本合理；能正确运用专业理论解释课题，但表述不够完整、不够清晰或对该理论考查不够全面（10～15分）；

（3）方案设计牵强，学生还需要查阅很多的文章及学习专业知识，方案设计存在较多错误，逻辑性不强，研究不属于中药领域内容，或者存在原则性错误导致该方案很难达到预期的实验结果（2～9分）。

3. 数据分析归纳处理总结

（1）内容全面、分析归纳客观正确、逻辑性强、语言精练（15～20分）；

（2）内容较全面，有一定分析、归纳能力，条理清楚（10～14分）；

（3）内容不全面，分析、归纳能力差或有原则性错误（3～9分）。

4. 实验与结果讨论

（1）实验结果和结论准确，布局得当，实验步骤和方法能与实验数据顺序环环相扣，逻辑性强，文字简明扼要，没有错误（20～25分）；

（2）结论正确，讨论有小偏差或不够明确（15～19分）；

（3）结论正确，讨论有错误（10～14分）；

（4）结论不正确，与实际不符，讨论有错误（1～9分）。

5. 论文答辩

（1）学生掌握了相关的专业知识，回答问题准确，逻辑性强，声音洪亮清晰，衣着得体，论文书写及 PPT 制作都有较高水平，没有瑕疵（16～20分）；

（2）学生有一定的专业知识储备，言语清晰，回答问题较为准确，但论文格式或 PPT 还存在一些瑕疵，后期需要改正（10～15分）；

（3）学生答辩时谈吐不清晰，PPT 制作不用心，论文存在较多格式错误，衣着不得体，对专业知识的了解较少，回答教师的问题不准确或是不认真（1～9分）。

（十三）考试环节质量评价

该评价体系由 5 个指标组成，包括试卷管理、试卷质量、参考答案、试卷分析、试卷评阅，有 22 个二级指标，各项分值分别为 10～40分，总计 100 分。其中，评分与等级标准：90～100 分为优秀，80～89 分为及格，80 分以下为不及格。

1. 试卷管理（20分）

（1）试卷管理制度。

试卷管理制度完善，执行严格，试卷管理人员管理职责明确，任务落实。

（2）考前制度管理。

有专人专柜管理，有防盗、防火、防水措施，试卷保密措施到位，无试题泄密事件发生；补考用试卷与参考答案及评分标准保管妥当。

（3）考后试卷管理。

试卷袋内材料完整，包含考试试卷、答题卷、考生签到表、考场记录表、试卷分析、课程成绩单、参考答案及评分标准、教学进程日志、学生考勤表等。试卷密封按专业、年级分类集中存入学院资料室，提取便利，存放规范。

（4）试卷袋面管理。

试卷袋正面标注的课程名称、使用学期、考试对象、考试时间、考试地点、试卷分数、主考教师、监考教师等信息完整，试卷袋背面贴有袋内材料清单。

2. 试卷质量（40分）

（1）试卷规范情况。

试卷卷头的命题教师、试卷编号、答题时间、印题份数、考试形式、课程性质、适用专业、考试时间等规范、完整，并通过教研室主任、学院主管教学院长审批签字。

（2）试题命题容量。

命题应符合教学大纲和教育测量学要求，既紧扣教材，又联系实际，既有广度，也有深度，能如实反映学生对知识的掌握程度，较好地评价课程的教学效果；

题目应注重减少对记忆性内容的考核，原则上记忆性题目不得高于50%；

要加大对综合性知识掌握情况的考核，增加理解题、分析题，注重学生分析问题、解决问题能力的考核；

须根据教学大纲要求确定考核的知识点，分数权重，应对考试内容、题型、题量、能力层次、难易度、区分度等进行总体设计，按章节、教育目标、难易度等进行搭配，组成试卷；

必修课各门课程必须建立完善题库，课程应实行教考分离，统一考试，统一评卷；

考试命题可以采取计算机从试题库中组题，各门课程要在教研室主任统一安排下，根据学校要求，做好试题库的命题、更新及日常维护工作，考试题库的管理由学校教务处负责，中等水平的学生能用80%的规定考试时间答完所有试题。

（3）试题难易程度。

课程考试的平均分控制在 70 ～ 80 分（即试题平均难度在 0.7 ～ 0.8），除附加题外，95% 的试题难度系数控制在 0.4 ～ 0.9 为宜，其中较易试题（难度系数 ≥ 0.7）占 50% ～ 70%，中等难度试题（难度系数在 0.5 ～ 0.7）占 20% ～ 30%，较难试题（难度系数 < 0.5）占 10% ～ 20%。

（4）试题题型类别。

题型丰富、灵活、多样，主客观试题比例科学合理，各章节题型、题量比例恰当，小题赋分合理；

客观题包括选择题、填空题、是非判断题、名词解释、配伍题等题型；

主观题包括简答题、论述题、分析题等题型。每份试题原则上不超过 5 种题型；

题型应注重与国家有关考试题型相吻合，如与执业制度考试、计算机等级考试、英语等级考试等试题类型相吻合，医药类专业填空题应采取 A 型（A1、A2、A3、A4）、B 型（B1、

B 扩）、D 型、X 型，与医师资格、药师资格、护师资格考试试题类型相吻合。

（5）试卷的区分度。

区分度指数控制在 0.2 以上，考试信用度在 0.55 以上，考后学生的成绩要呈现近似正态分布，成绩在 85 分以上的学生应占总人数的四分之一左右，不及格的人数应该在 5%～20%。

（6）试题的科学性。

每一道试题的表述应简明扼要、准确无误，无知识性错误和能引起歧义的描述。

（7）试题的覆盖面。

试题覆盖大纲要求的主要内容，命题计划细目表填写准确，中药学类学生的考试试题应该与该课程的学习目标相结合，注重考核学生的创新能力、临场应变能力和基础知识的掌握情况，但又要避免超纲题的出现。

（8）试题的认知性。

掌握、熟悉、了解等不同要求程度的试题分配合理，记忆性的试题分量不超过 30%，解决、分析问题的试题分量应不低于 50%；

有一定的综合性试题和涉及新知识、新技术的试题。近 3 年重复试题分值低于 30%，A、B 卷的重复题分值低于 20%。

（9）卷面整体质量。

试题按照相关要求，格式规范，文字、插图工整，无内容错误，分值标注清晰准确，适用年级专业明确；

卷面清洁、完整、无误，试卷格式统一规范；

每大题有总分，每小题有小分且各小分之和为大题总分，每大题总分之和等于卷面满分。

3. 参考答案（10分）

（1）参考答案质量。

参考答案首先应当准确，客观题答案必须固定；主观题参考答案要具有代表性，列出得分的要点，必要时可以给出多个参考答案。

（2）评分标准说明。

试题答题要点赋分合理，反映中药学相关课程教学中的重点与难点，试卷评阅时的可操作性强。

（3）采分点的分配。

采分点明确、具体，能反映课程教学大纲对相应知识点的要求。

4. 试卷分析（20分）

（1）主观性的分析。

从试卷的质量到学生的答题情况做出较客观的分析，对存在的问题找出原因并提出改进的具体措施。

（2）客观性的分析。

从命题与大纲要求吻合程度、覆盖面、题量、难易程度、成绩分布方面进行试卷分析，分析出现相应现象的原因；

对试卷中的大题做出难度、区分度的分析，根据难度、区分度对今后的教学提出指导性意见；

本学期已针对上学期出现问题进行了哪些方面的改革，效果如何，对今后教学中应注意的问题有详细、针对性地归纳分析及改进措施。

（3）试卷分析格式。

试卷分析填写内容完整，分析项目具体、填写格式规范，有任课教师、教研室主任、分管教学院长或副院长的签字。

5. 试卷评阅（10分）

（1）评阅基本情况。

严格依据参考答案及评分标准评阅，评阅标准统一，评阅过程公正、准确，无无故扣分或加分情况，使用红色笔改卷；无漏阅试卷，合分正确，评阅成绩无涂改现象。

（2）集中流水评卷。

能够实现同一教研室或同课程多位任课教师集中流水式评阅试卷。

（3）阅卷后的登分。

阅卷后能在3个工作日之内完成试卷统分，并根据学生平时成绩和考试成绩计算出学生所修课程的总评成绩，同时及时将课程总评成绩上传教务管理系统。

（十四）毕业生综合素质评价

该评价体系由3个一级指标组成，包括德育综合分、智育综合分、素质提升综合分。其中，评分与等级标准：100～90分为优秀，89～80分为及格，80分以下为不及格。学生综测得分为学生日常的德育综合得分总分×20%＋理论课考试的智育综合得分总分×50%＋课外活动的素质提升综合得分总分×30%。

1. 德育综合分

（1）政治思想（20分）。

拥护中国共产党领导，努力学习马克思列宁主义、毛泽东思想、中国特色社会主义理论体系，深入学习习近平总书记系列重要讲话精神和治国理政新理念新思想新战略，坚定中国特色社会主义道路自信、理论自信、制度自信、文化自信，树立中国特色社会主义共同理想；树立爱国主义思想，具有团结统一、爱好和平、勤劳勇敢、自强不息的精神。积极参与学校组织的各项政治学习及教育活动，主动关心国际国内形势和时事，上进心强。通过参加青年大学习、党日活动和智慧团建等活动及无偿献血公益活动，根据学生的表现进行打分。表现优秀者 18～20 分，表现良好者 15～17 分，表现一般者 12～14 分，不及格者 12 分以下。

（2）社会公德（10 分）。

文明礼貌、助人为乐、爱护公物、保护环境、遵纪守法。表现优秀者 10 分，表现良好者 8～9 分，表现一般者 6～7 分，不及格者 6 分以下。

（3）遵纪守法（10 分）。

增强法治观念，遵守宪法、法律、法规，遵守学校管理制度，维护学校的学习生活秩序，无违法违纪行为，养成依法工作的观念，能以国家各项医药管理法规和行业准则规范自己的职业行为。表现优秀者 10 分，表现良好者 8～9 分，表现一般者 6～7 分，不及格者 6 分以下。

（4）集体观念（10 分）。

集体利益处于首要地位、尊重个人正当利益、强调集体利益和个人利益的辩证统一，乐于助人，具有团队合作精神，团结同学。表现优秀者 10 分，表现良好者 8～9 分，表现一般者 6～7 分，不及格者 6 分以下。

（5）文明卫生（10 分）。

爱护学校环境，讲究宿舍和教室的卫生，珍惜粮食，不铺张浪费，言行举止和个人形象要得体。表现优秀者 10 分，表现良好者 8～9 分，表现一般者 6～7 分，不及格者 6 分以下。

（6）身心健康（20 分）。

有法律意识，品德优秀，学习态度端正，有团队精神，每天坚持锻炼，严格遵守法律法规和学校纪律。表现优秀者 10 分，表现良好者 8～9 分，表现一般者 6～7 分，不及格者 6 分以下。

（7）学习态度（10 分）。

立志成才，热爱科学，热爱所学专业，刻苦学习，勇于探索，积极实践，努力掌握现代科学文化知识和专业技能；无旷课、迟到、早退现象，严格遵守考试纪律。保持谦虚、不懂就问的学习态度，吃苦耐劳，积极参加各种学习活动。表现优秀者 18～20 分，表现良好者 15～17 分，表现一般者 12～14 分，不及格者 12 分以下。

（8）热爱中医药事业，弘扬中医药文化（10 分）。

具有家国情怀，热爱中医药事业；树立终身学习的理念，具有自主学习能力。参加学校举办的医药学术会议，医药技能培训和宣讲中医药文化知识等活动；在寒暑假期间参加一些对医药事业及社会发展有益的活动，如中医药文化入社区、进乡村等活动，药店、医院和药厂见习，"三下乡"等。表现优秀者10分，表现良好者8～9分，表现一般者6～7分，不及格者可记6分以下。

2. 智育综合分（100分）

本科智育综合分＝各门考核学科的平均分，其中包括了必修课和限选课。

3. 素质提升综合分（100分）

参加学科竞赛，如数学建模、电子设计、计算机、创新大赛、英语、艺术设计类大赛等可酌情加分。

（十五）教学管理档案质量评价

该评价体系由3个一级指标组成，包括教学管理档案机构建设、教学管理档案、公布与利用；二级指标11个，各项分值分别为25～35分，总计100分。其中，评分与等级标准：90～100分为优秀，80～89分为及格，80分以下为不及格。

1. 教学管理档案机构建设（35分）

（1）档案馆或档案室的设立。

结合学校建校历史、全日制在校生人数、档案资料等相关因素设立学校档案馆或档案室。

档案室或档案馆设有符合要求的档案库房及管理设施，并设立管理人员。

（2）管理结构与职责。

高校档案馆设立馆长1名，根据需要可以设副馆长1～2名。综合档案室设主任1名，根据需要可以设副主任1～2名；

管理人员配备齐全，职责分明，具有专人管理负责接收、整理、鉴定、统计、保管教师、学生、用人单位有关教学质量管理的各类档案及有关资料，熟悉各类档案的管理制度，并整理归纳、分类清楚，服务意识好；

档案管理负责人组织相关人员建设档案信息化和电子文件归档工作，包括教学管理研究与实践的立项课题等，归档齐全，电子信息资料完备，便于查询；

遵纪守法，爱岗敬业，忠于职守，具备档案业务知识和相应的科学文化知识以及现代化管理技能。

2. 教学管理档案（40分）

（1）教学文件管理。

授课计划、教案（教学设计）、形成性评价、工作计划、教学反思、工作总结等教学资料齐全，并管理规范；课程教学大纲、实习大纲、见习大纲、实习计划等材料齐全，质量高；教案内容规范，合理（包括教学目的、重点难点、教学步骤、教学环节安排、板书提纲、必要的教具、课外学习要求和作业量、教学札记等）；教学进度表、课程表份数齐全并填写规范；入职两年内的教师根据教学大纲制作讲稿，讲稿围绕教学内容、突出教学重点，体现"以学生为中心"，讲稿齐全，质量高；

教学事故处理制度档案管理：教学事故根据教学与管理环节分为教学类、考试与成绩管理、教学管理、教学保障类四类教学事故；违反学校有关规定的相关事件应做好记录并整理归档；

教学活动总结报告：教师的课程总结、各种教学会议、教学检查及教学改革总结等资料齐全，存档工作规范，便于查询；

形成性评价：教师实施形成性评价的原始记录（工作登记表）、作业批阅记录、学生作业、实验报告、实习报告等登记存档，保存规范，无缺失，便于查询；

试卷存档：所有课程的期末考试试卷都存档完全，试卷统一由各教研室负责保存，期末考试试卷以班级为单位保存，补考试卷以课程为单位保存；所有课程的试卷存档应包括：试卷存档检查表、原始成绩单、试卷样题、命题细目表、答题纸、参考答案及评分标准、试卷统计分析表、试题质量分析指标表、成绩分析报告、试卷质量分析反馈表，资料齐全，保存规范；

毕业论文：毕业论文、论文评阅表（指导教师与评阅专家）、中期检查表、答辩记录表、论文题目更改申请表等填写完整，做好资料存档工作。

（2）学生档案管理。

详细检查学生的高中档案、入学登记表、体检表、学籍档案、奖惩记录、党团组织档案、毕业生登记表等资料是否齐全，按时养护，防止潮变、霉变等现象，保存完好，无破损、涂改、伪造等现象出现。

（3）科研文件档案管理。

科研材料文件齐全，包括科研课题审批文件、任务书、实验报告、科研报告、科研成果及奖励申报材料等相关文件，审查手续齐全，制作材料优良，格式统一、装订整洁。

（4）仪器设备类。

主要包括各种精密、贵重、稀缺仪器设备（价值在10万元以上）的全套随机技术文件，以及在接收、使用、维修和改进工作中产生的文件材料。

（5）出版物。

主要包括高等学校自行编辑出版的学报、其他学术刊物及本校出版社出版物的审稿单、原稿、样书及出版发行记录等。

3. 公布与利用（25分）

（1）不得对外公布与国家秘密、专利或技术秘密、个人隐私等相关的信息资料。

（2）查阅、摘录、复制未开放的档案，应当经档案机构负责人批准。

（3）涉及未公开的技术问题，应当经档案形成单位或者本人同意，必要时报请校长审查批准。

（4）需要利用的档案涉及重大问题或者国家秘密，应当经学校保密工作部门批准。

（十六）综合教学管理质量评价

该评价体系由9个一级指标组成，包括办学理念与定位、师资建设、专业建设、课程建设、实践教学、教学管理、教学效果、教学督导、教学事故处理。其中，评分与等级标准：90～100分为优秀，80～89分为及格，80分以下为不及格。

1. 办学理念与定位（8分）

（1）定位与规划。

中药学专业、学科总体布局和结构符合学校定位；

学科专业建设规划、师资建设规划、实验室实习基地建设规划、课程建设规划、教材建设规划、科技发展规划等科学合理；

中药学专业规划落实，一些方面形成优势；

每年工作均有计划与总结。

（2）教育思想观念。

经常进行教育理论的学习，有学习记录或文章；

积极开展教育思想观念讨论，有会议记录或文章发表；

学院领导和教学管理人员完成本科中药学专业课程的听课任务；

具有教学职称的学院领导每年为本科生授课；

制定措施促进教学质量提高或激励开展教学研究。

2. 师资建设（12分）

（1）队伍状况。

生师比、职称、年龄、学位学历结构合理；教师中具有硕士及以上学历者≥90%；学科带头人配备齐全，均具有正高级以上职责；

青年教师（40岁以下）和新入职教师的培养有计划、上岗前有培训、指导培养措施得力；近3年在国内外有关院校进修的师资≥10%；近3年提高学位的专任教师≥10%；专业课程青年教师应有明确的科研方向，至少参与 1 项科研项目；

中药学类专业教师必须具备中医药学术思维，掌握学科基础理论及学科前沿知识，具备相应的科研能力，承担相应的科研项目。有一定的科研经费，取得相应的科研成果，并具有转化科研成果的能力。开设 5 年以下的专业应有不低于 50% 的教师和教学管理人员参与科学研究，开设 5 年以上专业必须承担省部级以上科学研究项目。

（2）主讲教师。

所有正副教授近 3 年每年均为本科生授课；专业课程骨干教师应具有较丰富的中医药研究经验，具备科研创新能力，应主持中药学及相关的科研项目；

符合岗位资格的主讲教师≥ 95%；

鼓励教师发表专业学术论文或申请专利，鼓励科研成果转化；近 2 年，教师人均发表教学论文 0.5 篇；

开设中药学类专业的院校应健全学生参与科学研究、科技开发、成果转化的制度并有效实施，有一定数量的学生发表论文、获得专利等；学生在校期间参加省部级及以上各类竞赛并获奖。

3. 专业建设（12 分）

（1）建设。

中药学专业建设有规划，积极推进中药学建设和改革，有培养计划和人才培养模式符合培养目标的要求，专业特色突出；

中药学专业课程设置囊括各学科专业基础知识，多门学科综合交叉，有利于采取多种模式培养专业人才。

（2）执行。

教学计划制订程序规范、严格，并相对稳定；

计划调整严格履行审批手续，执行严格；

有齐全的教学计划执行情况反馈表。

4. 课程建设（12 分）

（1）教学内容与方法改革。

可根据不同课程内容进行课程设计；

教学大纲、教学日历、教案及课程总结等齐全、规范；

授课方法采用启发式、案例式、讨论式、PBL 等多种教学形式，形成教与学的互动。

（2）教材、考试。

必修课程选用规划教材或学校教学改革试点自编教材 80% 以上；有科学的教材选用、评估制度，资料保存齐全；教材建设有规划，积极参加各种教材建设工作；有网络课程、资源库、学习网站等；

考试命题科学，考核目标明确，成绩评定方法先进，突出能力培养；形成性考核目标明确，操作规范；对考核质量有分析、评价和反馈。

5. 实践教学（12分）

（1）实践教学状况。

实习实训时间有保障，质量好；实习管理制度完善并有效实施；

积极开展实践教学内容研究，注重内容更新，实验开出率达到100%，符合培养目标要求；

实验指导书、计划（方案）完备，内容切合实际，注重培养学生实践能力，效果良好；实习报告册、实习手册等规范完整，批改认真，归档保存；

综合性、设计性实验的课程占实验课程的80%及以上，效果好。

（2）实践教学条件与保障。

实验室面积与生均教学科研仪器设备达到教育部要求，设备利用率高；实验室开放时间长，开放范围与覆盖面广，效果好，有开放记录；

有稳定的、满足实践教学要求的校外实习基地。

6. 教学管理（12分）

（1）管理队伍。

有专职管理教学的学院领导；其他教学管理人员配备齐全（专职、兼职不少于3人）；教师、学生、用人单位等参与教学质量管理；有教学管理研究与实践的立项课题。

（2）教学工作检查。

日常教学检查：相关教学部门责令教学督导组定期检查各教学环节的运转情况，包括课堂听课，调查学生意见，抽查教研室的课程教案、学生作业，检查课程授课进度等，及时与各个任课教师及相关人员交流沟通并解决问题；

期中检查：教学督导组定期检查负责课程教学的教研室课堂教学、实验实训、实习、考试考查、教案、教学方法、教学进度、教学手段、教学研究等；

期末检查：各教研室主任配合组织检查任课教师的教学任务完成情况、作业批改情况、实验报告及教学质量等，教研室对该学期的教学工作进行总结，并针对教学问题更改下学期的工作计划。

7. 教学效果（12分）

（1）教学效果。

调查学生意见，通过教学评价系统对任课教师进行评价，绝大多数学生对本课程教师的教学效果表示满意；

教研室教师互评，大部分教师对本课程的教学效果评价良好。

（2）学生素质和能力。

学生课程学习效果好、质量高，学生具有扎实的基本理论、基本知识，基本技能熟练，实验操作水平高，达到教学大纲要求及课程目标。

8. 教学督导（10分）

督导组定期检查任课教师教案及学生课堂作业，依据实际情况向有关任课教师提出建议及意见；协助学校、学院做好教师教学质量评判工作，并对教学事故提出处理意见；负责向学校有关单位提出教师进修意见。

教师教学质量评价包含以下内容。

课程负责人：教授或副教授；有主讲本课 3 年以上经历的讲师；

课程组：由 3 名以上教师组成（其中有讲师以上职称的均讲授过本课），职称和年龄结构合理，硕士以上学历所占比例 ≥ 50%。

9. 教学事故处理（10分）

重大教学事故处理：全校通报批评事故责任人及事故详情，相关部门根据教学事故严重情节及后果给予相应的行政处分；扣除责任人半年的年终奖励性绩效；责任人当年年度考核不得评为优秀；

较大教学事故的处理：对责任人进行全校通报批评；扣发责任人 3 个月的年终奖励性绩效；责任人当年年度考核不得评为优秀；

一般教学事故的处理：对责任人进行全校通报批评；责任人当年年度考核不得评为优秀。

（十七）教学质量标准保障评价

该评价体系由 3 个一级指标组成，包括教学资源、教学过程、质量管理，各项分值分别为 30 ～ 35 分，总计 100 分。其中，评分与等级标准：90 ～ 100 分为优秀，80 ～ 89 分为及格，80 分以下为不及格。

1. 教学资源（30分）

（1）教学组织管理机构。

教学指导委员会：总体上把握教学质量监控工作的方针、政策，保证质量监控工作有效开展；

教学督导组：监督、检查、评估教学相关工作，针对具体问题进行指导并改正，保证国家有关教育方针、政策法规的贯彻执行和教育目标的实现，保证高质量完成学校教学工作；教学督导组根据学校有关条例开展工作；

教学质量监控部门：全面把控教学质量工作，建立健全教学质量监控保障体系；与相关部门及主管教学工作的校领导、院领导共同制订教学质量监控方面的各种制度、质量标准、工作计划和实施性意见等文件制度；组织相关教学检查、评估、督导等工作，如督导组进行听课评价、抽检学生作业及试卷等；将反馈信息进行归纳总结，为领导决策提供依据；召开质量监控工作会议、座谈会，开展督导组、教师、学生等多层次问卷调查等；

学院（教学部）：负责本学院各个专业教学质量的监控工作，保证其教学质量监控工作的正常开展；

教研室：根据教学质量监控制度、标准、规范、本教研室特点、授课科目性质、教学计划工作等制定教学质量监控工作计划；严格按照教学过程各环节的教学质量要求，开展各项工作；注重师资队伍建设，资源分配合理，严格培养青年教师；坚持教研室集体备课制度、新入职教师试讲制度，加强课程建设，提高课程质量；教研室管理依据学校有关条例进行。

（2）教师队伍。

生师比、职称、年龄、学位学历结构合理；教师中具有硕士及以上学历者 ≥ 90%；学科带头人配备齐全，均具有正高职以上职责；

青年教师（40岁以下）和新入职教师的培养有计划、上岗前有培训、指导培养措施得力；近3年在国内外有关院校进修的师资 ≥ 10%；近3年提高学位的专任教师 ≥ 10%；专业课程青年教师应有明确的科研方向，至少参与一项科研项目；

中药学类专业教师必须具备中医药学术思维，掌握学科基础理论及学科前沿知识，具备相应的科研能力，承担相应的科研项目。有一定的科研经费，取得相应的科研成果，并具有转化科研成果的能力。开设5年以下的专业应有不低于50%的教师和教学管理人员参与科学研究，开设5年以上专业必须承担省部级以上科学研究项目。

（3）主讲教师。

所有正副教授近3年每年均为本科生授课；专业课程骨干教师应具有较丰富的中医药研究经验，具备科研创新能力，应主持中药学及相关的科研项目；

符合岗位资格的主讲教师 ≥ 95%；

鼓励教师发表专业学术论文或申请专利，鼓励科研成果转化；近2年，教师人均发表教学论文0.5篇；

开设中药学类专业的院校应健全学生参与科学研究、科技开发、成果转化的制度并有效实施，有一定数量的学生发表论文、获得专利等；学生在校期间参加省部级及以上各类竞赛并获奖。

（4）学习条件。

具有良好的学习环境，设备优良、干净整洁的实验室，丰富的图书资料、网络资源，固定的校内外实习、实训基地，教室干净整洁。

（5）教学经费。

具有充足的教学经费，包括教学差旅费、体育维持费、教学仪器设备维修费，经费可满足人才培养。

2. 教学过程（35分）

（1）理论教学。

各学科根据中药人才培养方案及各学科的特点制定教学大纲、授课计划、工作计划等；试卷难度合适，题型合理，学生成绩分布合理。

（2）实践教学。

具有详细的试验大纲、实验方案等，鼓励学生开展创新实践；

实施导师制度，导师细心指导学生完成毕业设计及日常工作难题；

具有稳定合作的校内外实习基地，基地设备齐全，可提供学生工作与学习。

（3）第二课堂。

建立健全第二课堂教育体系，丰富校园文化，开展各项活动，如社团活动、讲座、课外科技活动、社会实践等活动，培养和提升学生综合素质。

3. 质量管理（35分）

（1）教学质量监控。

① 内部质量监控实施。

常规检查：以1个学期为周期对全校教学运行状况、教学工作状态进行检查和评价，由学校职能部门、各学院（部）和教学督导组给予检查及评估结果并提出建设性意见；

专项检查：围绕某一项教学工作内容或某一个教学环节进行检查和评价。

② 外部质量监控。

政府部门及行业主管部门评估：秉持公平公正原则对本科教学工作水平、学科专业、课程、教材、实验室、实践教学基地进行评估；

社会公众（包括学生家长、毕业生、用人单位）评估：征求毕业生及用人单位、学生家长、社会实践基地对学校教学工作和毕业生质量的意见和建议，取其精华，修订教学计划和培养目标，建立新的、符合专业要求的人才培养标准；

社会舆论和新闻媒体评估：加强与新闻媒体的联系，通过媒体及时了解并收集社会各界对我校中药学专业的评价，以推进教学质量提高；

社会中介机构评估：委托第三方独立调查机构开展毕业生社会需求与培养质量跟踪调查和评价。通过调查结构反馈人才培养质量和社会需求，帮助学校调整专业设置和招生规模，修改人才培养方案。

（2）质量分析及改进。

通过教学调查等对学生学习情况、毕业生就业情况等进行分析并针对问题及时采取相应的措施，纠正并改进等。

（十八）教学质量第三方评估标准评价

该评价体系由 5 个指标组成，包括政府部门及行业主管部门评估、社会公众（家长、毕业生、用人单位）评估、社会舆论和新闻媒体评估、社会中介机构评估、教师和学生的反馈，各项分值分别为 20 分，总计 100 分。其中，评分与等级标准：90 ～ 100 分为优秀，80 ～ 89 分为及格，80 分以下为不及格。

1. 政府部门及行业主管部门评估（20 分）

秉持公平公正原则对本科教学工作水平、学科专业、课程、教材、实验室、实践教学基地进行评估，反馈意见，并给予建设性意见及措施。

2. 社会公众（家长、毕业生、用人单位）评估（20 分）

定期与毕业生及用人单位、学生家长、社会实践基地保持联系，征求其对学校教学工作和毕业生质量的意见和建议，根据建议修订教学计划和培养目标，建立新的人才培养标准。

3. 社会舆论和新闻媒体评估（20 分）

加强与新闻媒体的联系，通报学校的各种消息，并通过媒体及时了解社会各界对我校中药学的评价，以推进教学质量提高。

4. 社会中介机构评估（20 分）

委托第三方独立调查机构开展毕业生社会需求与培养质量跟踪调查和评价。通过调查结果反馈人才培养质量和社会需求，帮助学校调整专业设置和招生规模，修改人才培养方案。

5. 教师和学生的反馈（20 分）

建立评估组织管理部门，鼓励中药学专业的教师与学生积极参加教育计划评价并提出建议等，系统搜集信息并分析结果，相关部门根据结果对人才培养方案进行修改并改进工作计划，及时答复反馈意见。

第四部分

民族地区本科中药学类专业教学
质量国家标准实践探索与创新改革

——以广西中医药大学为例

广西中医药大学是广西壮族自治区培养中药人才最早、规模最大的院校。广西中医药大学的前身为 1934 年成立的广西省立南宁区医药研究所，建校于 1956 年，1958 年更名为广西中医专科学校，1964 年升格为广西中医学院，1970 年南宁医学专科学校并入，2012 年 3 月经教育部批准正式更名为广西中医药大学，是国家中西部基础能力建设高校及国家中医药管理局与广西壮族自治区共建高校。

学校以中医药学科为主，医、理、工、管等多学科协调发展，具有鲜明的中医药、民族医药特色，产学研医紧密结合、对外交流合作优势突出，有仙葫、明秀 2 个校区，总占地面积 1310.99 亩。设有 16 个学院、3 个直属公共教学部。有 14 所附属医院（其中直属附属医院 3 所、地方附属医院 11 所）、1 所附属中医学校、1 家校办制药厂、1 所独立学院。有重阳城老年公寓等一批在全国行业内有一定影响力的产学研基地和教学实践基地。

广西中医药大学中药学专业是国家级一流本科专业建设点专业、国家级特色专业、国家认证专业，是学校传统优势特色专业。学校于 1964 年开设中药学专业学历教育、1975 年开设大专班、1977 年开设本科教育、1998 年获得硕士学位授予权。2008 年获得国家级特色专业建设点、2015 年获自治区创新创业教育改革示范专业、2017 年完成国家本科专业认证、2019 年获广西一流本科专业建设点。中药学科 2018 年获批自治区级一流学科，自开设本科教育以来，适应时代发展、国家与地方对中药学专业人才的需求，立足广西、面向全国、辐射东盟，为广西区域和国家经济社会的中医药民族医药事业及大健康产业发展，培养中医药国际化的高素质人才。

中药学专业培养德、智、体、美、劳全面发展，具备良好的人文、科学和职业素养，较为系统的中药学基本理论、基本知识、基本技能，具有中医药思维和科学思维，并且掌握相应的科学方法与技术手段，具有一定的中医药和壮医药知识，具有自主学习和终身学习的能力，具有良好的中医药传承能力和服务社会能力，具有一定的创新、创业精神，能够在中药生产、检验、流通、药学服务、研究开发等领域从事标准化中药材生产与鉴定、中药炮制与制剂、中药质量与分析、中药经营与销售、中药药理与安全性评价、中药临床合理用药及中药新药研究与开发等方面工作的高素质专门人才。

中药学专业主干课程有生物化学、无机化学、有机化学、分析化学、物理化学、仪器分析、药理学、药用植物学、临床中药学、中药化学、中药药剂学、中药鉴定学、中药炮制学、中药药理学、中药制剂分析学、药事管理与法规。

中药学专业毕业生的就业方向以在广西、广东的药企事业单位工作或自主创业为主，越来越多的毕业生分布于全国及世界各地的企事业单位和科研工作岗位。据统计，广西药企事业单位中层以上领导多数为我校中药学专业毕业生，其中，享受国务院政府特殊津贴专家 3 人、中国十大杰出青年 1 人、首批新世纪"百千万人才工程"国家级人选 1 人、教育部长江学者特聘教授 1 人、八桂学者 1 人。核心课程有生物化学、无机化学、有机化学、分析化学、物理化学、仪器分析、药理学、药用植物学、临床中药学、中药化学、中药药剂学、中药鉴定学、中药炮制学、中药药理学、中药分析学、药事管理与法规等。

一、教学组织和机构建设

（一）中药化学教研室

1. 教研室概况

中药化学教研室成立于 1978 年。科室现有人员 7 名，职称结构为教授 2 人、副教授 3 人、讲师 2 人，硕士生导师 3 人；师资学位结构为博士 4 人、硕士 3 人。形成了以高学历的青年教师为主的、团结合作的教学科研队伍。

2. 学科建设

学科主要研究方向：
（1）中药有效物质辨识与活性评价研究；
（2）中草药药效物质基础及活性成分研究；
（3）农作物废弃物药效成分的发现与开发。

3. 教学成果

教研室开设的主要课程有中药化学、天然药物化学、波谱分析、食品化学、中药化学实用技术、天然产物结构研究（研究生课程）、中药化学专论（研究生课程）、天然产物化学专论（研究生课程）等。承担教学研究课题多项，获广西教学成果奖 1 项。每年均招收研究生和开展本科毕业论文设计，为天然药及中药领域培养了不少专业人才，近年来共有 1 人获广西优秀硕士学位论文奖，数人在"广西高校化学化工类论文及设计竞赛"中获奖。教研室教师积极参与教材的编写及评审，近年参编全国规划和统编教材 4 部。

4. 科研成果

本教研室 30 余年来承担科研课题共 50 多项，包括国家 863 项目、国家自然科学基金、广西卫生厅课题、广西科技厅课题、广西教育厅课题及各类院级课题，其中 4 项获科技成果鉴定，获得各级科技奖项 10 余项，专利 3 项。在 SCI、CA 期刊及核心期刊上发表论文 140 余篇。

（二）药剂教研室

1. 教研室概况

药剂教研室始建于 1975 年，2005 年开始招收中药学硕士研究生，2006 年开始招收药剂学硕士研究生。教研室现有教师共 11 人，其中，教授 2 人、副教授 3 人、高级实验师 2 人、讲师 2 人、助教 1 人、实验师 1 人，硕士生导师 5 人；师资结构合理，拥有博士 3 人、硕士 6 人、学士 2 人。

2. 学科建设

药剂教研室为多学科组成的教研室，承担了包括硕士生、本科生、高职生等多层次的教学。承担本科生教学的主要课程有中药药剂学、药剂学、生物药剂学与药物动力学、临床药代动力学、计算机制图、制药技术与设备等；承担硕士生的课程主要有新药设计、中药药剂学专论、中药制剂学专论；承担高职班的课程主要有中药化妆品学、实用美容药物学。经过数十年的建设与发展，教研室的学科建设取得了长足进步，其中，中药药剂学学科现为校级建设学科，中药制剂共性技术研发重点实验室为 2014 年广西高校重点实验室。

3. 教学成果

至今培养药剂学硕士生 74 人，作为副主编或编委编写国家级规划教材《中药药剂学》《药剂学》《生物药剂学与药物动力学》《工业药剂学》等 11 部；承担教改项目 2 项，获得广西教学成果奖 3 项。

4. 科研成果

科学研究主要研究方向：

（1）中药（民族药）新制剂研发；

（2）中药制剂技术应用研究；

（3）纯天然健康食品的研发。

近 5 年来，教研室主持承担科研课题共 40 多项，其中国家自然资金课题 1 项，国家级横向课题 1 项，省部级课题 13 项。获广西科学技术进步奖 2 项，中华中医药学会科学技术奖二等奖 1 项，广西医药卫生适宜技术推广奖一等奖 1 项、二等奖 1 项。2010 年以来发表科技论文 200 多篇，获授权专利 6 项。

（三）中药学教研室

1. 教研室概况

教研室现有专职教师共 10 人，其中教授 3 人、副教授 2 人、讲师 5 人；师资学位结构为博士 7 人、硕士 3 人。另有兼职教师 8 人，其中教授 3 人、讲师 5 人，博士生导师 1 人、硕士生导师 2 人。目前承担大学硕士研究生、本科生、各类成人高等教育和外国留学生的教学任务。

2. 学科建设

现有中医学、中药学、中西医结合临床医学、药学、制药工程技术、市场营销学、食品科学与工程、护理学、心理学等专业。本教研室开设的主要课程有中药学（临床中药学）、广西常见中草药、中医中药基础学、中药方剂学、本草选读、中医药概论（研究生课程）、临床中药学专论（研究生课程）。

3. 教学成果

2006 年以来，共获得各种教学研究项目 11 项，其中自治区级 6 项，校级 5 项；发表教学研究论文 17 篇；获得教学研究成果与奖励 16 项，其中自治区级 6 项，校级 10 项。自 1994 年来，先后培养硕士研究生 100 多名。与外单位联合培养博士研究生 8 名，博士后研究生 2 名。获得全国青年教师教学基本功比赛优秀奖 3 项，全区青年教师讲课比赛一等奖 1 项，学校青年教师教学基本功比赛三等奖 1 项。获评学校"十佳教师"有 1 人，"学生最喜爱的教师"有 2 人。

4. 科研成果

近年来，获得省级以上科研课题 25 项，其中科技部"973"计划项目 1 项、国家自然科学基金 9 项；厅局级课题 8 项、校级课题 10 多项。课题总经费近 1200 万元。近 3 年来，以第一作者或通讯作者发表科研论文 100 余篇，其中核心期刊 58 篇，被 SCI 收录 4 篇；获得中华中医药学会科学技术奖二等奖 1 项，中西医结合学会科学技术奖一等奖 1 项，广西科学技术进步奖一等奖、二等奖各 3 项，广西科学技术发明奖二等奖 1 项；获得发明专利 6 项；公开出版学术著作 10 部；作为主编编写教材 2 部，副主编编写教材 4 部，作为副主编参编全国统编教材 2 部，作为编委参编全国统编教材 10 部。

（四）中药鉴定学教研室

1. 教研室概况

中药鉴定教研室成立于 1977 年，从 1999 年开始招收中药商品与质量标准研究、中药资源整理与鉴定、中草药质量鉴别研究及开发等方向研究生。拥有高水平的研究团队，共有 12 名教师（教授 4 名、副教授 5 名、讲师 2 名、助教 1 名）；博士生导师 1 名、硕士生导师 7 名。

2. 学科建设

中药鉴定学为校级精品课程，学科主要研究方向：

（1）中药（民族药）鉴定与品质评价；

（2）中药（民族药）资源调查与品种整理；

（3）分子生药学研究。

3. 教学成果

承担中药鉴定学、生药学、中药资源学、壮药资源学等多门课程。本教研室是"广西高校壮瑶药协同创新中心""广西中医药大学中药真伪鉴别技术研究中心"等的技术平台，设有中药（民族药）辨识馆、中药真伪鉴定技术研究中心实训平台，拥有德国 Leica Miciosytems Wetziar CmbH 显微镜、英国凝胶成像系统 BTS-20 等一批先进设备，能运用传统和现代的方法与技术开展中药及壮瑶药鉴定、质量评价和资源开发的研究。《中药鉴定学（网络版）》荣获教育部多媒体课件大赛一等奖。引入壮瑶药特色的"中药学专业及课程一体化建设的研究与实践"获 2017 年广西高等教育自治区级教学成果奖二等奖。

4. 科研成果

近年来，本教研室牵头成立了广西壮瑶药重点实验室及广西高校壮瑶药协同创新中心，广西重点学科——壮药学承担各类课题 30 余项，其中国家自然科学基金项目 5 项，省部级课题 12 项，在本领域获得了一系列成果，其中鉴定成果 4 项，申请专利 4 项，获授权专利 1 项，获得广西科学技术进步奖一等奖、二等奖在内的各类各级科研奖 27 项。近 5 年来发表论文 100 余篇。

（五）中药炮制教研室简介

1. 教研室概况

中药炮制教研室成立于 1978 年。现有科室人员共 5 人，其中教授 1 人、副教授 1 人、讲师 3 人；硕士研究生导师 2 人；师资学位结构为博士 4 人，在读博士 1 人，形成了一支职称结构、学缘结构合理的高学历青年教师团队。2013 年和 2014 年分别被评为自治区总工会和广西教育工会"五一巾帼标兵岗"荣誉称号。

2. 学科建设

学科主要研究方向：

（1）中药炮制机制研究；

（2）中药炮制品质量标准研究；

（3）广西药材道地性与药效质量关系研究。

3. 教学成果

主要开设课程有中药炮制学、中药炮制工程学、中药炮制与加工、临床中药炮制学、中药新产品与开发等。其中，中药炮制学为校级精品课程、精品资源共享课程，共承担区级教改项目3项、校级校改课题4项，指导国家级大学生创新创业训练项目及区、校级大学生创新创业训练项目共5项。副主编全国规划教材2部，参编全国规划或统编教材共4部。

4. 科学研究

近5年承担科研课题共18项，其中主持国家自然科学基金项目2项、省部级课题3项，2010年以来发表科技论文共40多篇。

（六）中药商品与药事管理教研室简介

1. 教研室概况

中药商品与药事管理教研室成立于1994年12月，现有教师3人，其中副教授1人、助教2人；硕士研究生导师1人；师资学位结构为博士1人、硕士2人。

2. 学科建设

中药商品学为自治区级精品课程，学科主要研究方向：

（1）中药、民族药的品质与药效研究；

（2）中药商品质量与标准研究。

3. 教学成果

本教研室开设的主要课程有中药商品学、药事管理学、药学文献检索、中药学综合知识与技能等。近5年承担自治区级教学改革研究课题1项，校级教学改革研究课题2项；主编教材1部，参加编写全国"十三五"规划教材4部；获自治区级精品课程1门，自治区级教学成果三等奖1项；发表教学论文6篇。

4. 科学研究

近5年承担的科研课题11项，其中，广西自然科学基金项目1项、广西教育厅科研项目 4 项，校级科研项目 6 项，指导自治区级大学生创新创业项目 1 项；发表科研论文 30 多篇，SCI 收录论文 2 篇。

（七）药用植物教研室

1. 教研室概况

药用植物教研室的前身为药用植物教研组，创建于 1978 年；1981 年改设为药用植物教研室，蒋承曾教授任第一任教研室主任，历任教研室主任有黄佳明教授、韦松基教授。2004 年开始招收中药学硕士研究生；教研室现有教职工 11 名（其中教授 1 名、研究员 1 名、副教授 4 名、高级实验师 1 名、园艺师 1 名、药师 1 名、技工 2 名）；硕士研究生导师 5 名；师资学位结构为博士 2 名、硕士 3 名、研究生 2 名等。

2. 学科建设

教研室承担的理论和实验课程有药用植物学、生药学、药用植物栽培学、药用植物分类学、植物生态学、植物生理学、植物组织培养等。

3. 教学成果

中药生药学为学校重点学科。学科主要研究方向：

（1）中药与民族药质量控制与资源开发利用；

（2）中药资源品种整理与鉴定；

（3）中药野生抚育良种选育与规范化种植。

拥有"广西中医药大学中药真伪鉴别技术研究中心"等技术平台，设有中药生药学实验室（国家中医药管理局科研二级实验室）、植物组织培养实验室和数码互动实验室。

4. 科学研究

本教研室近五年来承担科研课题 20 多项，其中国家自然科学基金项目 3 项，省部级、地厅级课题 15 项。通过广西科技成果鉴定 3 项，获广西科技进步三等奖 1 项，广西医药卫生适宜技术推广奖二等奖 1 项、三等奖 1 项；承担省级和校级教改项目 5 项，2012 年获得广西高等教育教学成果三等奖 1 项；主编学术专著《400 种中草药野外识别手册》《新编中草药彩色图谱》，副主编和参编各类规划教材，如《药用植物学》《中药栽培学》《药用植物栽培学》《中药资源学》等，发表学术论文 50 多篇。

（八）药物分析、中药制剂分析教研室

1. 教研室概况

药物分析、中药制剂分析教研室始建于 1985 年，1998 年开始招收中药学硕士研究生；2002 年开始招收药物分析学硕士研究生。从 2002 年至今，与成都中医药大学联合招收中药学博士研究生。教研室现有教师共 9 人（教授 4 人、副教授 3 人、高级实验师 1 人、实验师 1 人）；博士生导师 1 人、硕士生导师 7 人；师资学位结构为博士 3 人、硕士 3 人、本科 3 人。

2. 学科建设

药物分析学为广西重点课程、精品课程；中药制剂分析学为学校重点学科。
学科主要研究方向：
（1）中药及其复方配伍与质量分析研究；
（2）中药与民族药及其制剂质量控制研究。

3. 教学成果

本教研室开设的主要课程：药物分析学，中药制剂分析学，药品学，药品质量管理，中药新产品设计与标准，药物制剂质量标准与评价、药学科研方法等。承担教改项目 5 项，获得广西教学成果奖 2 项。自 2001 年以来，先后培养硕士研究生 80 多人；甄汉深教授与成都中医药大学联合培养博士研究生 10 多人。公开出版国家级规划教材及专著超过 17 部，有《药物分析学》《中药制剂分析》《中药质量检测技术》《中药分析》《药品质量管理》《中成药学》等。教材获广西中医药大学优秀教材二等奖 1 项、三等奖 2 项。

4. 科学研究

教研室近 5 年来承担科研课题共 30 项，其中国家自然科学基金项目 4 项，省部级课题 8 项。通过广西科技成果鉴定 4 项，获广西科学技术进步一等奖 2 项、二等奖 1 项，广西医药卫生适宜技术推广奖二等奖 1 项，广西中医药大学科研成果一等奖、二等奖各 1 项。2010 年以来发表科技论文 210 篇，其中 SCI 收录 3 篇。

二、培养创新与改革实践

广西中医药大学关于进一步加强本科教育教学工作，
提高人才培养质量的实施意见

（桂中医大教务〔2014〕11 号）

为深入贯彻落实《教育部关于全面提高高等教育质量的若干意见》（教高〔2012〕4 号）文件精神，落实《教育部、财政部关于"十二五"期间实施"高等教育本科教学质量与教学改革过程"的意见》（教高〔2011〕6 号）和《中共广西壮族自治区委员会　广西壮族自治区人民政府　关于加快改革创新全面振兴教育的决定》（桂发〔2014〕2 号）等文件要求，大力加强本科教育教学工作，着力建设高水平教学研究型中医药大学，在全校形成"学生勤奋笃学、教师潜心教学、部门服务教学、科研促进教学、经费保障教学、政策激励教学、领导重视教学"的良好氛围，全面提高人才培养质量，结合学校实际，提出以下实施意见。

一、巩固教学中心地位，强化本科人才培养

1. 坚持以本科教学为中心。全面贯彻党和国家的教育方针，认真落实科学发展观，把本科教学作为学校最基础、最根本的工作，确保本科教学工作的中心地位、教学改革的核心地位、教学质量的首要地位和教学投入的优先地位。学校一切工作都要服从和服务于学生成长成才，都要体现以教学为中心。进一步加强教学管理组织建设，完善由校长负责、教务处牵头、教学单位为基础、职能部门协调配合的本科教学管理组织体系。学校各级领导要切实加强对本科教学工作的领导，继续制定并完善有关政策和措施，确保本科教学工作的中心地位落到实处。学校、各学院（教学部）的党政一把手是教学质量的第一责任人，要统筹各项工作，把主要精力真正转移到教学工作上来，把质量意识落实到具体工作之中，把教学运行、教学建设与改革、教学效果和特色项目建设情况作为评判教学单位各级党政领导工作绩效的主要考核指标，健全教师教学工作业绩考核评价体系，不断推进我校本科教学工作和努力提高人才培养质量。

2. 树立"以学生为中心"的教育理念。人才培养质量是衡量学校办学水平的最主要标准，是学校办学的生命线。学校要始终坚持以学生为本，树立一切为了学生成才与发展的教育工作理念，全面树立与落实"以学生为中心"的教育价值观，建立完善的"以学生为中心"的教育教学体系，丰富以促进学生多样化、个性化发展为指向的教学资源体系，创设以体现高效支持、便捷服务为指向的信息化环境，推动以"促进学生自主学习、终身学

习及可持续发展"为指向的师生教学与学习方式变革，发展以反映教学工作绩效、促进教学动态调整为指向的师生教学与学习质量评价体系，充分挖掘学生的潜能，培养具有创新精神和创新能力的学生，实现学校的人才培养目标。

3. 强化全员服务育人的意识。探索建立教学管理服务保障部门的考核办法，把保障服务教学工作的内容作为各单位、各部门的年终考核重要指标。各单位、各部门要切实改进工作作风，自觉、主动和创造性地为教学工作服务。全校上下要明确教学秩序神圣不可侵犯的原则，任何单位、任何个人不得以任何理由影响、干扰和冲击学校正常的本科教学工作。全体教职员工要立足本职岗位，坚持教书育人、管理育人、服务育人，率先垂范、各尽职守，为加强本科教学工作、提高人才培养质量做出不懈努力。

4. 进一步加大对本科教学工作的经费投入。根据教育部有关规定和要求，调整经费支出结构，切实把教学工作作为经费投入的重点，加大对教学经费的投入力度，使本科教学四项经费支出占学费收入的比例不低于25%，确保教学改革、专业建设、课程建设、教材建设、实践教学、实验室建设、教师教学发展等专项经费逐年增长，加强经费使用的管理与监督，较好地满足人才培养需要。

5. 坚持教授为本科生上课制度。为本科生上课是教授义不容辞的职责。要落实和完善教授为本科生上课制度，将承担本科教学任务作为教授聘用和"优秀教师""教学名师"等荣誉称号评选的基本条件之一。导论课、创新课、专业基础课、教改研讨课等，原则上由教授领衔并讲授。各级各类高水平专家学者、教学名师应通过课堂教学、专题讲座、理论研讨等方式为本科生，尤其是为一年级学生授课，教务部门和各教学单位对此要做好计划安排。

二、加强专业内涵建设，创新人才培养模式

1. 推进"本科教学工程"实施。积极推进"本科教学工程"建设，构建国家、自治区和学校三级"本科教学工程"体系，以学生受益为核心，以提高教师队伍水平为关键，以教育资源建设为基础，注重"本科教学工程"建设的实效和着力点，力争在解决影响和制约教学质量的关键因素和薄弱环节上有新突破。为加强项目过程管理，提高项目建设质量，制定《广西中医药大学本科教学质量与教学改革工程项目管理办法》，以实现"本科教学工程"的建设目标。

2. 优化学科专业结构。根据学校办学定位，按照"以社会需求为导向，发挥学科专业优势，深化专业教学改革，优化人才培养过程，提高质量办出特色"的本科专业建设思路，深入开展学科专业结构调整和专业教学改革，进一步优化专业结构。根据地方经济和中医药事业发展对人才的需求，完善以中医药为主体，医、理、工、管等专业相互交叉渗透、多学科支撑、协调发展的本科专业体系。切实加强新专业（含壮医药学、瑶医药学等）建设，增设辅修专业、进一步加强拓宽专业口径与灵活设置专业方向的有机结合，优化人才

培养过程和专业结构布局。重点建设具有行业特色、区域优势和市场需求前景看好的专业，努力形成品牌特色。对不符合市场和社会需求，就业率连续 3 年低于全国同类院校平均水平的专业，减少或停止安排招生计划。

3. 创新人才培养模式。坚持"德育为先、能力为要，注重学生全面发展"的人才质量观，引入探索科学基础、实践能力和人文素养融合发展的人才培养模式。按照《广西中医药大学关于人才培养方案制（修）订的原则意见》，进一步修订与完善本科人才培养方案，优化人才培养模式。积极探索院校教育与师承教育相结合的中医师承班人才培养，如"桂派杏林班""秀文实验班"等；积极探索医学、药学类应用型人才培养模式；积极探索五年制中医学、临床医学、"5+3"全科医生培养或"5+3"住院医师规范化培训等卓越医生人才培养模式；积极探索工学类专业卓越工程师人才培养模式；积极探索"乡土名医"进课堂的壮瑶医药特色人才培养模式。以自治区特色专业及课程一体化项目为基础，明确专业设置标准和合理的建设规划，根据区域经济社会发展需要，合理调整培养方案和专业培养目标，全面推进各专业在教学理念、培养目标、课程体系、教学内容、教学模式、教材建设和管理机制上进行综合改革与创新，不断推进高水平中医药类人才培养体制改革。

4. 加强课程建设。完善课程建设管理办法，制定《广西中医药大学课程建设及其质量评估工作暂行办法》，试点推行学校合格课程评估制度，加大精品课程转型升级的建设力度，构建国家、自治区、学校三级精品共享课程体系。加强信息化课程平台建设，引入经典通识课程，实施精品资源共享课项目，建设一批精品视频公开课程和精品资源共享课程。加大思想政治理论课程的教学改革力度，注重课堂理论教学与自主学习、学术讲座和社会实践结合，加大实践环节评价的比重。实施大学英语综合应用能力改革，继续实施计算机课程的考证制和体育课程的"自选式"的教学改革。

5. 加强教材建设。贯彻落实《教育部关于"十二五"普通高等教育本科教材建设的若干意见》（教高〔2011〕5 号）的文件精神，进一步完善教材管理办法，规范教材编写、选择、使用及供应服务。采取积极措施鼓励教师参与编写各级规划教材和创新教材，提高教材编写质量。加快我校壮医学、瑶医学等特色系列教材的编写和出版。注重纸质教材、电子教材和网络化教材的有机结合，实现教材建设的立体化和多样化。建立科学合理的教材选用办法和教材评价机制，加强对教材选用质量的监控，确保高质量教材进入课堂。

6. 改革教学内容、教学手段、教学方法与考核方法。更新教学观念，深化教学改革，促进科研与教学互动，注重将新知识、新理论和新技术充实到教学内容中。积极推进教学方法、教学手段和考核评价方法改革，提升多媒体教学手段的使用效果。推进以研究性与启发式教学为主的教学方式方法改革，倡导启发式、探究式、讨论式、参与式、研究性教学，帮助学生学会学习，激励学生自主学习。实施形成性评价与终结性评价相结合的学习评价方法，改革考试方法，实行教考分离，注重学习过程考查和学生能力评价。

7. 加强实践基地建设。加强中西部高校基础能力建设工程项目——中医药壮瑶医药教学实验中心建设，加强对国家级、省级和校级实验教学示范中心和各专业实验室建设，以提高学生的实践能力、创新能力为目标，构建多层次、多学科、全方位的实验教学平台。加快学校医学教育实训中心建设，建成区域领先、西部一流的临床技能实训基地。大力推进校外实习、实践、实训教学基地建设。制定《广西中医药大学临床教学基地建设规范》，加强附属医院规范化建设，开展附属医院教学条件评估，对附属医院实行动态管理，提升附属医院在实践育人中的地位与作用。

8. 强化实践教育环节。整合实践教学资源，构建校级一级管理的实践实验教学管理体系，成立学校教学实验中心。制定《广西中医药大学关于加强实践教学改革的实施意见》，强化实践教学，将实验教学模式改革、实验课程内容整合和实践教学体系建设作为今后的工作重点，注重实验教学、创新实践和综合实践等三个方面的有机融合。增加实践教学的比重，列入教学计划的各专业实践教学环节累计学分（学时），医学类专业不少于总学分（学时）的 40%，理工类专业不少于总学分（学时）的 30%，人文社会科学类专业不少于总学分（学时）的 20%，保证教学计划中实验课的开出率达到 100%。加强实践教学的管理，制定《广西中医药大学毕业设计（论文）工作规范》，建立毕业论文管理平台，严格规范其组织管理、选题开题、导师遴选、设计（论文）质量控制等各个流程。完善临床实习管理，修订《广西中医药大学后期临床教学管理办法》，定期修订毕业实习大纲，开展临床实习带队教师的规范化培训，注重教师临床带教能力的提升，严格医学生毕业实习带教、实习考核等管理。规范医学类学生临床技能培训，加强医学类学生毕业考核，不断提高学生临床思维能力和实操技能。

9. 加强对外交流与合作水平。不断加强国际交流与合作，坚持以开放促改革、促发展，开展多层次、宽领域的教育交流与合作，提高我校教育国际化水平。借鉴国际上先进的教育理念和教育经验促进我校教育改革发展，培养大批具有国际视野、了解国际规则、能够参与国际竞争的国际化人才，提升我校教育的国际地位、影响力和竞争力。要进一步引进优质教育资源，吸引境外知名学校、教育和科研机构以及企业，合作设立教育教学、实训、研究机构或项目。要鼓励开展多种形式的国际交流与合作，如有计划地引进海外高端人才和学术团队；开展与国外大学间的教师互派、学生互换等工作，加大宣传力度，扩大我校在国际上的影响力，提高国际知名度，促进国际交流与合作。

三、坚持学生的主体地位，增强学生四种能力的培养

1. 优化学生自主学习、实践激励机制。改革教学管理，制定符合专业课程模块的学分制课程群，修订《广西中医药大学学分制选课管理制度》，整合教育资源，增强教师竞争意识，促进提高学生学习积极性、实践积极性。充分发挥学生自主选择课程的自主学习模式，促进实践能力培养。试点实施个性化培养计划，尽可能为学生按个性特点发展提供足够空间。改革学生学业考评机制，为学生成长成才创造更加科学、宽松、自主的制度环境。

2. 强化科研创新能力培养。本科生参与科研活动是提高学生学习的积极性和主动性、培养科研创新能力的有效途径。学校将贯彻本科生"导师制",建立"导师—硕士—本科生"科研项目参与体系,将承担有科研项目的教师充实到教学一线;建立教学科研的"互动"参与机制,所有申请教学类项目及成果都有本科生参与;设立面向高年级本科生科研项目;鼓励本科生成立"科研兴趣小组"活动,充当教师科研助手;逐步形成学生科研与毕业论文相结合的毕业考核模式,建立大学生科研训练计划实施过程的"全程监管"机制;逐步推动中医药科研实验中心向本科生开放,调动学生学习热情,激发创新意识,提高分析问题和解决问题能力,实现科研与教学的良性互动。

3. 强化创业能力培养。制订创新创业教育教学基本要求,印发实施《广西中医药大学创业教育教学基本要求》,开发创新创业类课程,并将其列为必修科目,纳入学分管理。大力开展创新创业师资培养培训,聘请社会上成功的创业人士、企业家、专业技术人才和能工巧匠等担任兼职教师。支持学生开展创业训练活动,举办创业计划大赛、创业交流、创业讲座等拓宽学生学习范围和视野。积极申报国家级创新创业项目,争取形成国家、自治区、高校三级创新创业项目体系。充分利用我校附属产业,努力在学校内设立"学生创业园区",为学生创业教育、培训、扶持、孵化等提供依托平台。

4. 提高就业能力。进一步完善学生职业规划和就业指导课程体系,加强大学生职业规划指导、求职技能培训及择业心理的疏导。优化毕业生就业信息服务平台,加强同用人单位的联系,进一步拓宽就业市场,努力实现人才培养、社会需求与就业的良性互动,增强毕业生就业竞争力。加强对困难群体毕业生的就业援助与帮扶。完善毕业生跟踪调查机制和毕业生就业质量反馈机制。

四、坚持教师的主导地位,增强教师教书育人能力

1. 加强师德师风建设。加强我校师德师风建设,印发《广西中医药大学师德师风建设规范》,进一步健全师德师风考评机制,实行师德一票否决制,并通过强化师德师风教育引导和激励教师为人师表、潜心治学,充分发挥典型示范作用,大力弘扬模范先进,鼓励教师向模范先进学习。围绕师德师风建设的中心思想,贯彻立德树人的基本要求,切实增强教师育人的责任感和荣誉感,主动关心学生的成长与发展,自觉增进与学生的互动与交流,为学生健康的学习成长铺平道路。

2. 强化师资队伍建设。根据学科及专业发展需要,加大人才引进和培养力度,加大对高层次人才、学科紧需人才的引进投入,聘请行业专家和精英担任兼职教师。鼓励广大教师进行学历提升,通过相应的支持政策帮助教师提升学历,力争在三年内使拥有博士学位的教师在专任教师中的比例突破30%。结合教育部、国家留学基金委员会、自治区教育厅一系列出国留学、海内外研修、访问学者、骨干教师培养、教师教学能力提升等项目,选拔推荐优秀教师到国内外名校进行学术交流、科研进修、教学能力提升,提高我校教师队

伍的科研水平和教学能力，进一步优化我校教师队伍的结构层次。

3. 提升中青年教师教学能力。健全教师教学培养机制，落实新入职教师课堂准入制度，强化新入职教师的教学基本功底，完善中青年教师培养进修的相关体系，严格执行兼职教师选拔聘任制度，在制度上严格把控，规范教师教学环节和强化教学质量。鼓励广大教师参加业务能力培训及专业进修，集中加大对中青年教师参加教育教学能力提升培训进修的投入力度，重点支持青年教师到校外学习先进的教育理念、教学方法和教育技术手段，全面提升中青年教师的教学能力。

4. 巩固强化教师教学发展中心各项职能。紧密结合《关于全面提高高等教育质量的若干意见》，加强对我校教师教学发展中心的建设，利用获得自治区级教学发展示范中心的良好契机，构建高层次的教学研究和教育培训发展平台，为广大教师服务。围绕"制度化建设，规范化服务"的宗旨，完善规章制度，规范部门职能，强化服务意识，提升工作效能。大力开展教师培训、学术交流、教学质控、教学研究、教育咨询等活动，将教师沙龙和名师工作坊作为常规开展项目，为教师提供教学交流和探讨的平台，狠抓教学质量，加大教育教学研究改革力度，努力提高教师的教学水平和研究能力，为教师的个性化和专业化发展服务。各部门、各学院应当积极支持教师教学发展中心工作，为教师发展创造良好条件。

五、加强教学质量监控，健全教学质量保障体系

1. 健全教学质量监控和保障体系。把严格的教学管理和全面的质量监控作为保证教学中心地位、提高教学质量的有效机制，将课堂教学质量作为质量监控的重点，将教学计划和教学大纲的制订、教师聘任、考试和考风，以及日常教学管理列为全程监控的关键环节，将制度化的检查、督导和评估作为教学质量监控体系的重要组成部分。坚持每学期开学、期中、期末进行教学检查，以及日常教学状态检查等专项检查，随时向全校通报检查结果；学校教学督导组定期对全校教学运行、教学管理和教学质量进行评估、督查、指导；各学院（教学部）应建立有效的自我评估制度，不定期对本单位教学工作进行自我评估。在教学质量保障机制上，重点制订课堂教学、实验、实习、成绩考核与评定等主要教学环节的质量标准。坚持开展专家评教、领导评教、学生评教、同行评教的教师课堂教学质量多维评估制度。

2. 健全本科教学激励机制。进一步改革和完善教师工作考评、职务晋升、岗位聘任、绩效分配等制度，建立健全教学和科研等绩效评价制度，制定实施教学工作与业绩奖励政策，引导和激励教师将主要精力投入传道授业、教书育人之中。规范和优化校级"优秀教师""教学名师""最受欢迎教师""师德标兵"等先进评选活动，对教学效果好、教学业绩突出的教师给予表彰和奖励，增强教师对教学工作的荣誉感和使命感。

六、坚持立德树人，提高学生综合素质

1. 创新思政教育。创新学生思想道德教育的方式方法，引导学生树立正确的世界观、人生观、价值观。加强学生党支部及班团组织、学生寝室建设，通过先进班集体（党支部、团支部）、文明寝室评选，努力营造良好的学风、班风。不断完善学生帮扶资助制度，加强特殊群体学生跟踪管理，及时为有经济困难、学业困难、就业困难、心理问题、情感困惑的学生群体排忧解难。加强心理健康教育，完善具有中医药特色的体育锻炼、晨读自习等制度，促进学生健康成长。

2. 发挥校园文化育人功能。以"弘毅自强，传承创新"校训精神为核心，用博大精深的中医药文化构建具有浓郁中医药文化特色的校园文化，以中医药文化节、文化艺术节、社团文化节、公寓文化节等为依托，大力打造校园文化活动精品，让学生在各类活动中增长才干，提升素质。加强大学生素质拓展教育中心建设，实施大学生素质拓展学分制，建立健全素质拓展激励机制。营造浓厚科研学术氛围，推进大学生创新创业项目实施，深化"博士教授论坛"和"青年文化论坛"，建立大学生科技创新激励机制。加强对大学生社团的指导和管理，加大对社团建设的支持力度，完善社团发展激励机制。

广西中医药大学教学成果评选办法

为提高我校广大教职员工的积极性和创造性，不断深化教育教学改革研究、提升教学水平和教育质量。根据《教学成果奖励条例》（国务院令第 151 号）和《广西壮族自治区人民政府关于印发广西壮族自治区教学成果等次评定办法（试行）的通知》（桂政办发〔2018〕144 号），结合学校办学实际，特制定本办法。

一、奖励范围

（一）本办法所称教学成果，是指反映教育教学规律，具有独创性、新颖性、实用性，对提高教学水平和教育质量、实现培养目标产生明显效果的教育教学方案，主要形式包括教育教学研究成果的实施方案、研究报告、教材、课件、论文、著作等。

（二）成果内容包括本科、研究生、高职高专、成人教育和留学生教育。鼓励跨学科、专业，跨部门、单位联合申报，但成果必须以本校教育教学工作为实践对象，并取得良好效果。

（三）学校教学成果奖每 2 年评选 1 次，设特等奖、一等奖、二等奖 3 个等次。

二、申报条件

成果应以校级及以上教育教学改革项目或教学质量工程项目为基础，其他教改水平显著、效果突出的成果也可申报。成果应经过2年以上教育教学实践检验。实践检验的时间应从正式实施（包括正式试行）教育教学方案的时间开始计算，不含研讨、论证及制订方案的时间。截止时间为推荐教学成果奖的时间。

成果主要支撑材料（包括论文、著作或其他成果核心支撑材料）不能在不同成果中重复使用。支撑材料必须与成果内容高度相关，论文、著作署名以我校为第一单位。

申报特等奖的成果必须有4年以上的实践检验，并且在改革实践上有较大突破，体现一定的理论研究水平，有一定影响力，能起到良好的示范推广作用。

成果第一完成人应符合以下条件：

1. 拥护党和国家的现行方针政策，遵纪守法，具有良好的思想品德和学风，忠诚于人民的教育事业，为人师表；

2. 参加成果的方案设计、论证、研究和实施全过程，并做出主要贡献；

3. 原则上要有连续2年以上在本校内（包括学校本部和直属教学单位）从事教育教学的工作经历；

4. 离退休人员、调离学校人员和借调到我校工作的人员不能担任第一完成人；

5. 作为成果第一完成人，在同一届内申报的成果不得多于1项，作为成员不超过3项。每项成果主要完成人数不限。

三、评审程序

（一）材料审查

1. 成果必须经由教学单位或相应职能部门申报。教学单位或相应职能部门对其内容的真实性提出审查意见后，按要求报送学校高等教育研究所（以下简称"高教所"）。

2. 高教所对申报材料进一步审核，并进行为期3天的公示。公示无异议的项目方能进入评审阶段。

（二）专家遴选

设立评审专家库，专家库由校内专家和校外专家共同组成。入选专家须有副高以上职称或教学管理岗位副处级以上职务，思想作风正派，坚持公平公正原则，有一定教育理论知识，承担并完成过省级教改项目、教育规划项目，或获得过省级教学成果奖（排名第1）。

（三）评审

1. 初评。初评采用匿名函评方式进行。高教所将符合要求的材料按学科或随机分组，从专家库抽取相应的专家，每组 3～7 名专家进行评审（评选方法有排序、打分、入围投票、等级投票等，由高教所根据申报项目总体情况拟定要求）。高教所对专家投票、打分、排序情况进行汇总、统计，提出拟获奖名单。

2. 复评。复评采用会议方式进行。高教所召开学校教育教学研究与改革指导小组成员会议。除回避人员外，须有三分之二以上的成员到会。会议对拟获奖名单审议，并进行投票，须有半数以上到会成员投票同意方可通过。

（四）公示和公布

通过评审的获奖名单将进行为期 3 天的公示，公示无异议后，经学校教学指导委员会审定、学校主管领导审批后向全校公布。

四、组织纪律

1. 教学成果奖评审实行回避制度。成果负责人不能担任初评和复评专家。

2. 成果弄虚作假或剽窃他人成果，在批准前发现的，取消其申报资格；已经批准的，按照《广西中医药大学关于处理学术不端行为实施细则》处理。

3. 为保证评审工作不受干扰，在结果正式公布前，任何人不得对外泄漏有关情况。

4. 任何个人或单位不得以任何方式、手段干扰评审工作。一经发现和查实，将取消其参与资格。

五、其他

（1）评审标准见附件。

（2）学校往上级部门推荐教学成果，如果申报项目大于推荐项目数，可根据实际需要参考本办法进行评审。

（3）本办法自公布之日起实施，解释权归高教所所有。原《广西中医药大学教学成果评选办法（试行）》（2019 年 5 月制订）同时废止。

附件

广西中医药大学教学成果评审标准

一级指标	二级指标	标准		
		A 级 （计分系数 0.8～1）	B 级 （计分系数 0.5～0.7）	C 级 （计分系数 0～0.4）
成果材料 （20 分）	申报书、成果 总结（5 分）	内容形式填写规范	内容形式填写基本规范	内容形式填写不规范
	成果负责人 （5 分）	成果负责人直接参与成果 的研究和实践全过程，并 有丰富理论成果发表	成果负责人参与成果研究 与实践过程，有相关论文 （著作）发表	成果负责人未参与成果 研究与实践过程，无相 关论文（著作）
	论文（著作） （5 分）	成果论文（著作）影响力 大	成果论文（著作）有一定 影响力	论文（著作）影响力一 般
	其他支撑材料 （5 分）	材料齐全，能反映成果内 容	材料基本齐全，能基本反 映成果内容	材料不齐全，不能反映 成果内容
成果内容 （50 分）	方向性 （5 分）	成果贯彻落实党和国家的教 育方针及政策，符合教学改 革和发展的方向	成果基本符合教学改革和 发展的方向	成果不符合教学改革和 发展的方向
	重要性 （5 分）	成果解决的问题在教学领 域内具有重大作用	成果解决的问题在教学领 域内具有一定作用	成果解决的问题在教学 领域内作用不大
	创新性 （15 分）	理论上提出了富有实质性 内容和先进性的教学（管 理）观点，实践上有较大 突破，处于国内同类院校 或省内先进水平	把现有问题提到理论高度 加以科学分析，并在解决 问题措施上有一定创新性	对现有问题缺乏科学分 析，措施或方案一般
	科学性 （10 分）	成果内容遵循教育教学规 律，具有逻辑性、完整性	成果内容基本体现教育教 学规律，逻辑性、基本性 一般	成果内容没有体现教育 教学规律，内容逻辑性、 完整性差

续表

一级指标	二级指标	标准		
		A 级 （计分系数 0.8～1）	B 级 （计分系数 0.5～0.7）	C 级 （计分系数 0～0.4）
成果内容 （50分）	实用性 （5分）	适应经济社会发展需要，解决问题方法有效	基本适应经济社会发展需要，解决问题方法有一定成效	不能适应经济社会发展需要，解决问题方法成效差
	成果水平 （10分）	成果在本领域被高度认可	成果在本领域有一定程度认可	成果在本领域认可度不高
应用推广 （30分）	改革成效 （10分）	成果对提高教学质量、实现培养目标方面取得显著成效	成果对提高教学质量、实现培养目标方面取得一定成效	成果对提高教学质量、实现培养目标方面成效不明显
	受益面 （10分）	成果受益面广，惠及全校	成果在一定范围内受益	成果受益面窄
	推广 （10分）	成果理论、方法成熟，具有普遍指导意义和推广价值	成果理论、方法在一定范围内具有指导意义和推广价值	成果理论、方法不成熟，指导意义和推广价值不大

广西中医药大学本科毕业实习管理办法

（桂中医大教务〔2017〕46 号）

第一章　总则

　　第一条　毕业实习是人才培养方案的重要组成部分，是实践教学的重要阶段。为保证学生完成人才培养方案规定的毕业实习环节，实现专业培养目标及要求，特制定如下办法。

第二条 本办法适用于学校普通高等教育本科学生。

第二章 组织领导及职责

第三条 学校的本科毕业实习管理工作由主管教学工作的副校长领导，教务处会同各学院组织实施，教育评价与质量保障中心对实习教学质量进行监督与评价。

第四条 教务处职责。

（1）按照人才培养方案的要求，制定实习工作的有关制度。

（2）负责联系实习单位（医学类、药学类专业），组织各学院制订实习计划，审核各专业毕业实习计划。下达实习教学任务，划拨实习经费。

（3）审核各个专业的实习大纲、实习手册、实习评价、考核评价方案等。

（4）定期组织教学检查组赴实习教学单位检查和指导。并对医学类学生进行实习中期考核。

（5）组织召开后期教学工作会议，加强学校与教学实习单位之间的交流与沟通，加强对实践教学基地建设与管理的指导，提高教学管理水平。

（6）负责对学校各专业的实习工作进行指导、协调、监督。

（7）根据教学需要，确定实习教学基地并签订有关协议。

第五条 教育评价与质量保障中心职责。

（1）负责对各专业的实习教学环节进行监督、评价。

（2）负责对实践教学基地的教学质量进行监控。

（3）负责对实践教学基地的建设开展评估。

第六条 各学院职责。

（1）各学院组织相关教研室、科室教师及时制定或修订实习大纲、实习手册、实习考核方案等教学文件。

（2）根据毕业实习总体计划，做好学生实习单位的安排，负责所属专业学生的实习管理。

（3）负责做好学生实习前动员和岗前培训工作。

（4）负责指导实习单位制订实习计划，并收集实习生实习安排表，加强对实习过程管理。

（5）负责与实习生联系，及时掌握实习生的思想动态，及时将各类问题向相关部门汇报。

（6）实习结束时，负责组织安排好各专业毕业生的实习考核、毕业设计（论文）答辩等工作。对非医学类专业学生，加强对实习（含毕业设计、论文）报告的撰写指导，规范实习报告内容，对报告中相关观点、评论等开展意识形态审查。

（7）协助教务处做好实习教学基地的建设和管理。

第七条 实习教学基地职责。

（1）明确一名领导分管教学管理工作，配备教学管理人员负责具体工作。

（2）学生进入各实习单位后，实习单位负责学生的全面管理工作，包括实习生的政治思想、组织纪律、实习安排及生活等方面。

（3）按照实习大纲和实习计划的要求认真组织实施，制订学生实习安排表，定期检查毕业实习计划的完成情况和实习带教工作情况。

（4）负责组织实习生实习考核与评价。医学类专业学生由各临床科室负责做好实习生的出科考核与实习综合评定，医院实习管理部门负责做好实习综合考核，实习结束后，由实习单位统一汇总上报学校教务处。非医学类专业学生，由实习单位负责做好学生实习综合评定，并按考核方案评定实习成绩。

（5）定期召开实习生座谈会，了解学生各方面的要求和建议，掌握实习生的思想动态，发现问题及时向学校教务处通报。

（6）对实习生进行严格管理，定期考勤。对严重违反纪律和规章制度的实习生，及时向学校教务处进行通报，并提交文字材料及提出处理意见。

第三章 对实习生的要求

第八条 认真学习、贯彻执行党的各项路线、方针政策，坚持党的四项基本原则，以马克思列宁主义、毛泽东思想、邓小平理论、"三个代表"重要思想、科学发展观、习近平新时代中国特色社会主义思想为指导，深入学习习近平总书记系列重要讲话精神和治国理政新理念新思想新战略，树立全心全意为人民服务的思想。做有理想、有道德、守纪律、有知识、有开拓精神、勇于实现中国梦的一代新人。

第九条 遵纪守法，遵守实习单位的各项规章制度，服从实习单位的领导。医学类学生要加强与医护、医患、医药等方面人员的团结合作。

第十条 学生必须按规定时间到实习单位报到，实习结束时按规定时间离开实习单位，未经主管部门（学校教务处及实习单位）批准擅自延迟报到或提前结束实习者，按旷课处理。

第十一条 实习学生在带教教师的指导下严格按照实习单位的规范进行实习，加强安全防范意识，严格执行报告制度，严防差错事故发生，因不遵守请示报告制度，造成事故或导致不良影响者，视情节轻重给予纪律处分。

第十二条 实习时应做到主动、认真、细致，要勤看、勤听、勤记、勤实践、勤思考。

第十三条 尊敬师长，关心集体，互相帮助，积极参加实习单位组织的各种活动。

第十四条 提倡节约，杜绝浪费，爱护实习单位的公共财物，如损坏公物，要按实习单位规定予以赔偿，情节严重者，给予纪律处分。

第十五条 实习期间的国家法定节假日由实习单位统一安排，不能擅自离开实习单位，特殊情况需离开实习单位者，必须向实习单位办理请假手续。凡未经准假而擅自离开实习岗位或休假逾期不上班者，一律按旷课处理。

第十六条　严格遵守请销假制度。在实习期间一般不得请假，如因病或特殊原因必须请假时，按下列手续办理：

（1）实习期间学校允许参加考研和学校组织的"双选会"的学生请假，考研假期为考研前2周，凭准考证办理手续；参加学校组织的"双选会"以学校通知为凭证办理请假手续。事假和病假，请假时间为1周之内的由实习单位主管实习部门批准，1周以上2周以内的由实习单位审核批准，送学生所在各学院签署意见后转教务处备案，请假2周以上（含2周）者由实习单位、学院提出意见经学工处会签后报教务处处长批准，请假1个月以上者须报分管教学校长批准。病假应持有二级甲等以上医院的疾病证明，事假必须持具有可靠单位证明的书面材料。请假期满，应持假单及时销假。

（2）实习期间请假（病假、事假）医学类学生累计超过两周者，药学类及其他专业方向学生累计超过两周者，都应回原实习单位补回所缺实习项目，补实习的费用由学生自行承担。

第十七条　凡违反所在实习单位或学校学籍管理、实习管理等规章制度者，根据实习单位报送的有关材料，由各学院核实后提出处理意见，上报教务处，按有关规定处理。

第十八条　实习生接受所在部门或科室的考核，实习结束后办理离开手续，应将在实习期间所借的一切物品还清，到各部门或科室向带教教师、领导道别，做好善后工作。

第四章　对实习单位及带教教师的要求

第十九条　接收实习生的单位，应选派一人负责实习生的管理工作。负责学生政治思想、组织纪律、工作生活的具体安排，努力完成实习计划的各项要求。实习生的住宿由实习单位统一安排。

第二十条　实习单位应对学生严格要求，在思想上、工作上、生活上严加管理，对违反纪律者进行批评教育，性质严重者将事实材料报学校进行严肃处理。

第二十一条　各部门或科室负责具体带教的教师应在工作过程中对学生进行耐心指导。

（1）医疗实习单位各部门或科室应抽出一定时间，进行教学查房、专题讲课、讨论、辅导和解答学生在实习过程中遇到的疑难问题。

（2）药学类和其他类实习单位的科室和带教教师，经过单位推荐，指导实习生完成毕业设计或毕业论文等工作。

第二十二条　带教教师应根据实习要求，让学生有更多实践操作的机会，提高学生的动手能力。

第五章　违纪行为的认定及处理

第二十三条　学生在实习期间违反实习管理有关规定，其违纪行为由学生所在实习单位提出书面意见，学生所在学院认定并提出处理意见，并以书面形式上报广西中医药大学教务处。

第二十四条　学生违纪行为的处分参照《广西中医药大学学生违纪处分规定》执行。

第二十五条　凡因违纪受到实习单位退回的学生，学校不再统一安排学生实习，须由学生自行联系实习单位并自行承担由此产生的实习费用。自行联系的实习单位要符合学校实习教学基地要求。

第六章　实习检查

第二十六条　医学类学生的毕业实习检查，由教务处统筹安排，各学院组织实施。

第二十七条　药学类学生的毕业实习检查，由教务处与药学院共同组织实施。

第二十八条　其他专业学生的毕业实习，由专业所在的学院负责具体组织实施。

第二十九条　实习检查内容分为针对实习单位和针对学生两层面。

（1）针对教学单位层面的检查，主要是对实习单位的教学条件、管理制度、师资、带教安排、质量监控等方面进行检查，确保教学工作的顺利进行。

（2）针对学生层面的检查，主要是检查学生的思想表现、组织纪律、实习态度、学习工作、生活状况等工作。

第三十条　在实习期间，各学院视学生实习情况还可随时进行检查，对于在实习检查过程中发现的问题，各学院应及时向实习单位或学校汇报、反馈，以保证实习顺利进行。

第七章　实习生成绩的评定办法

第三十一条　学生实习结束后填写相应实习考核手册，实习考核册是对学生实习的综合评价，实习期间由学生妥善保管，实习结束后由实习单位做出鉴定后送学校教务处。

第三十二条　医学类学生

（1）本科学生填写《广西中医药大学医学生实习量化考核册》。实习生在完成每一科室的实习后，应将该科的实习量化考核册交给带教教师及科室主任填写实习鉴定，并对有关病种和临床操作的实习情况进行评定。

（2）《广西中医药大学医学生实习量化考核册》的填写方法请参阅该手册的说明。

（3）师承班学生跟师实习结束后要求完成论文或跟师总结1篇（3000字左右），并注意收集实习病种，记录跟师实习病例50例以上，填写跟师手册。

第三十三条　药学类学生填写《广西中医药大学药学生实习考核册》。学生完成每一部门的实习，应进行实习小结，由带教教师做出鉴定。学生实习结束后，应进行实习总结，由实习单位对学生思想品德、业务能力及组织纪律情况做出鉴定，按优秀（85～100分）、良好（75～85分）、及格（60～74分）与不及格（59分及59分以下）4个档次进行成绩评定。

第三十四条　其他专业的学生填写相应的实习考核册。

第三十五条　凡实习成绩不合格者，须自行联系原实习单位补实习，补实习费用由学生自行承担。

第八章　对学生自主联系实习单位的规定

第三十六条　学生自主联系到区内、区外各单位进行毕业实习，应将实习单位同意接收的复函交给学生所在学院，由学院审核，并送学校教务处审批同意后，方可安排毕业实习。

第三十七条　接收学生实习单位应为实习管理较为规范，具备较好实习带教经验的地、市级以上与专业对口的医院或单位，必须达到我校教学基地建设的要求。

第三十八条　实习生在实习期间必须按实习计划安排实习轮转，严格按照学校学生实习考核方案进行实习考核，按质按量完成实习任务。

第三十九条　实习期间支付给实习单位的实习管理费、住宿费、往返路费等按学校财务处有关规定执行。

第四十条　自行联系实习单位原则上要求在安排实习前一个月内完成。

第九章　对学生中途转实习单位的规定

第四十一条　学生进点实习后，确因特殊原因需变更实习单位的，由学生本人提出申请，填写《广西中医药大学实习生转实习申请表》，所在实习单位签字同意转出，拟接收单位同意接收，报学生所在学院，经审核所要求变更的实习单位符合要求，由学院签署意见后送学校教务处审核批准，方可转实习单位。原则上在每年学校组织的"双选会"以前不审批转实习单位的申请。药学类、管理类专业实习生不完成科研课题者，不审批转实习单位的申请。

第十章　附则

第四十二条　本规定自公布之日起执行，解释权归学校教务处所有。

广西中医药大学课程考核管理规定

（桂中医大教务〔2017〕48号）

第一章　总则

第一条　为了加强学生课程考核工作的科学化、规范化管理，保证学校正常的教学秩序，提高教学质量，根据《普通高等学校学生管理规定》（教育部令第41号）、《教育部关于修改〈国家教育考试违规处理办法〉的决定》（教育部令第33号）及《广西中医药大学学生管理规定》，结合学校实际情况，特制定本规定。

第二条　考核是考察学生学习成绩和评价教学质量与教学效果的主要方法，也是培养和拓展学生智能、提高教学质量的重要环节。通过考核，教师、学生、教学管理部门和有关领导可根据考核反馈的信息，及时了解教与学等方面的效果及存在问题，采取相应措施，改进教学方法，加强教学管理，提高教学质量。

第三条　考核包括教学计划规定的教学环节（必修课、选修课、通识课、辅修课、转段考试、军事训练、毕业考核等）考核，全国大学英语四级考试、六级考试和高校英语应用能力考试，全国计算机等级考试，以及其他在学校范围内统一举行的考试。

第四条　我校学生课程考核工作由主管教学工作的副校长领导，教务处处长（副处长）指导考试中心制订、完善有关规定，实行科学化、规范化管理。各学院、直属教学单位主管教学工作的领导，根据学校的有关规定负责督促各教研室、教学秘书落实各项相关工作。

第二章　考核的要求

第五条　凡参加正常教学活动，遵守学校学生学籍管理规定的在读学生（或已经学校同意办理进修、旁听手续的人员），均应当参加课程考核。

第六条　学生考核成绩载入学籍表，并归入学生本人档案。

第七条　考核分为考试课程、考查课程两种。所有列入教学计划内的课程均要求进行考核，所有课程的考核都必须在学期结束前完成。

（1）考试：所有考试课程均由考试中心统一安排时间，每学期最后两周作为考试周。

（2）考查：非考试课程的考试时间、地点由教研室根据课程进度自行安排并上报学校教务处考试中心备案。考查应在课程结束两周内完成。

第八条　考核形式有闭卷笔试、开卷笔试、无纸化考试、口试、口笔试结合、答辩、技能操作等。某些实践性课程（实验、操作、社会调研等）也可以平时测验、期中测验、课内外作业、实验报告及操作的熟练程度等形式进行考核。

（1）闭卷笔试：由教研室组织命题，应当做到教考分离。试题难度、题量、每题的分值由命题教师确定，考试课程出 A、B 两套试卷（两套试卷题目的重复率不超过20%），并附试卷标准答案（评分细则）。考查课程可参照考试课程的要求进行命题。

（2）采用开卷笔试、口试、口笔试结合、答辩、实践、技能操作等形式进行的考试，视实际情况由各教研室制定考核方案。学生毕业考核、英语等级考试、计算机等级考试按有关规定执行。

（3）平时考核：包括平时测验、课堂提问、课内外作业、课堂讨论、实验见习等。

（4）无纸化考试：由教务处统一组织，全过程的命题、组卷、考试、改卷、统分、考试分析均在无纸化考试系统上完成。

第九条　任课教师要根据课程的特点和全面考察学生知识与能力的要求选用恰当的形式进行考核。

第三章　考生考试资格的审查

第十条　各课程考试前，任课教师必须对学生进行考试资格核查，凡一门课程一学期缺课时数累计超过该课程计划学时数的 1/3，或该课程的实验、实习考查不及格，则取消学生该课程的期末考试资格。核查结果由任课教师经教研室主任，由学院教学办通知教务处考试中心及学生本人。

第十一条　经认定并安排补考、缓考、重修考试的学生，均应参加统一安排的考试，由学生所在学院教学管理部门根据教务处要求，通知到学生本人；凡未经教务处批准、安排而擅自进行的各类课程考试，其成绩不予认可。

第十二条　教务处负责收集、整理各考试、考查课程的缓考、补考、重修学生名单。

第十三条　符合考试资格的学生必须持考试规定中要求的有效证件进入指定考场应考。凡考生名单没有名字的学生一律不能进入考场应考。

第十四条　凡报考国家级教育考试的考生，连续缺考 2 次的予以暂停该项考试 1 次处理。

第四章　组织与实施

第十五条　考试课程的监考人员由承担授课任务的学院或教学部安排，如考场过多可申请由教务处协助。其他各类考试监考人员的选派按规定另行指派。监考人员一经安排不能随意更换，确有特殊原因需要更换的，必须由所在学院或教学部协调并报教务处考试中心备案后方可更换。

第十六条　各学院或教学部应当在考试前将考试时间和考试地点通知所有监考人员。监考人员无故不到、早退或在监考工作中出现不负责任行为者，视情节轻重按《广西中医药大学教学事故认定和处理办法（试行）》予以处理。

第十七条　考试课程的期末考试试卷须在考试前 30 分钟由各监考人员到教务处考试中心领取。领取试卷后，监考人员必须及时检查试卷是否漏印或短缺，以免影响正常考试。

第十八条　每门课程的考试均要安排隔列单人单座。考生座位标签由监考人员在领取试卷时统一领取，并在学生进场考试前完成座位安排。

第十九条　每个考场均应安排足够的监考人员，其中考生人数不足 60 人的考场安排 2 名监考人员，考生人数达到 60 ～ 90 人的考场安排 3 名监考人员，考生人数达到 90 ～ 120 人的考场安排 4 名监考人员，超过 120 人的考场安排 5 名及以上监考人员。

第二十条　监考人员必须认真执行广西中医药大学监考员职责。

第二十一条　考试课程的考试时间为 120 分钟，考查课程的考试时间由教研室根据课程的实际情况而定，一般为 90 分钟。

第二十二条　考试结束后，各考场监考人员必须按规定督促学生按时交卷，清点考试试卷，填写好《广西中医药大学考场情况登记表》，并将《广西中医药大学考场情况登记表》送教务处考试中心，试卷直接送教研室。考生超过规定考试时间拒不交卷的，监考人员有权拒收试卷，该生该科考试成绩以零分计。

第二十三条　期末考试巡视由学校统一安排，巡视小组召集人负责召集巡视小组成员，于考前到考试中心领取巡视表、巡视牌，巡视结束后如实填定《广西中医药大学期末考试巡视汇报表》并与巡视牌一同交回教务处考试中心办公室。

第五章　阅卷、成绩的评定与报送

第二十四条　考试结束后，由教研室统一组织，及时做好评卷工作，各教研室要集中力量做好试卷评阅、成绩统计、成绩评定及成绩报送工作。考试课程的成绩必须在考试结束后 5 个工作日（学生放假后 1 周）内报送，考查课程及其他形式的考核成绩必须在学期结束前报送，补考、缓考、重修的考试成绩必须在考试结束后 3 个工作日内报送。

第二十五条　阅卷时必须严肃认真，严格按照既定标准评分，做到评分的一致性，努力控制评分误差。

第二十六条　试卷卷面成绩记分采用百分制，按四舍五入的办法取完整分数。对于在答卷中发现有否定中国共产党的领导、攻击社会主义制度、违反法律法规、破坏民族团结、宣扬宗教思想、损坏学校声誉等言论的学生，阅卷教师应立即向学校有关部门报告，并根据情况给予该题得分记零分或课程成绩记零分等处理。

第二十七条　课程总评成绩采取形成性评价与终结性评价相结合。形成性评价按《广西中医药大学形成性评价实施细则（试行）》执行，占总评成绩的 30% ～ 40%；终结性评价主要指期末考试成绩，占总评成绩的 60% ～ 70%。具体方案由课程所在教研室自行决定，并在开课的第一次课上向学生公布。

第二十八条　跨学期上课的课程，应按一门课程计算该课程的期评成绩，其考试时间应安排在该课程结束的最后一个学期，考试内容应包括该课程的全部内容，其余各学期均由教研室安排阶段考核作为平时成绩。

第二十九条　凡参加全国大学英语等级考试的学生必须在学校报名。如有按全国大学英语四级考试（简称 CET4）成绩作为英语课程的期评成绩者，最高分不能超过 96 分。

第三十条　对学生思想品德的考核、鉴定，要以《高等学校学生行为准则》为主要依据，采取个人小结、师生民主评议的形式，写出有关实际表现的评语。对犯有政治思想、道德品质和其他错误的学生，按照有关违纪处分规定处理。

第三十一条　公共体育课为必修课，其成绩要结合考勤与课外锻炼活动进行综合评定。因身体原因申请免修的，须经二级甲等以上医疗机构鉴定并出具疾病证明。

第三十二条　成绩评定后，须登录"广西中医药大学学分制教学管理系统"教师登录界面进行网上录入、保存、提交，提交之后打印 3 份纵向 A4 纸质版成绩，任课教师和教研室主任签字后，一份交教研室保存，一份交教师所在学院保存，一份交教务处考试中心审核保存。

第三十三条　所有课程期末考试必须于考试结束 5 个工作日内完成阅卷、成绩录入、打印上交。因不可抗力导致不能在规定时间内录入成绩的课程，课程负责教师必须提出书面申请说明情况，经教研室主任及所在学院主管领导签字，报教务处考试中心审批。

第三十四条　教研室必须在学生缓考、补考后 1 个工作日内由教研室到教务处考试中心领取试卷进行评卷，并于 3 个工作日内报送成绩。

第三十五条　考核成绩报送后，不得随意更改。如经核实确有错误需要更改成绩者，必须由任课教师亲自填写《广西中医药大学成绩更改申请表》，经教研室、所在学院签字盖章后，由任课教师或教研室秘书等教师报送教务处考试中心进行成绩更改。不得由学生或学生助理报送。

第三十六条　英语考试、计算机考试、毕业考核的成绩计算按有关规定执行。

第六章　成绩的查询与维护

第三十七条　各学院学生管理部门应及时向学生公布考试成绩，并通知有补考任务的学生做好新学期返校参加补考的准备。学生也可自主在网上查询课程成绩。

第三十八条　学生可登录学校学分制管理系统查询考试成绩。每个同学都应关注本人的考试成绩，有义务、有责任及时了解自己的考试结果。学生对网上发布的成绩有异议者或参加考试逾期未查到成绩者，须在下一学期开学 1 周内，持学生证向开课院系（部门、中心）提出书面申请，经教研室主任和主管教学领导签字同意，由任课教师在所在院（系）教务办公室核查试卷。超过规定核查期限或非本校课程的考试，不受理查卷。

第三十九条　任何人不得应学生的要求提分、加分，或对成绩做不当处理。

第四十条　学生毕业离校前，由"广西中医药大学学分制教学管理系统"生成"学生总成绩表"，如实记载学生课程最高考试成绩，作为学生毕业资格、学位授予资格审核的依据。"学生总成绩表"由教务处考试中心统一存入学校档案室。

第四十一条　学生需要出具成绩证明的，先由学生本人提出书面申请，填写《广西中医药大学成绩证明申请表》，经年级辅导员及所在学院批准后，到教务处考试中心办理。

第七章　缓考、补考、重修考试、缺考

第四十二条　学生因故不能按时参加正常考试、考查者，必须认真填写并提交《广西中医药大学学生缓考申请表》，缓考手续原则上要在该课程考试前办理，否则按缺考论处。补考、重修考试原则上不办理缓考。

第四十三条　缓考、补考试题与标准答案应与原专业课程的要求一致，不准随意降低标准。缓考成绩与缓考课程期评成绩，按正常成绩记分。记载补考、缓考、重修成绩时必须填入相应的缓考栏、补考栏、重修栏内。

第四十四条　实施学分制的课程，期评成绩在45分以下（包括45分）者，不予补考，直接参加重修；总评成绩在46～59分的，可予补考1次，经补考后仍不及格的应予重修。

第四十五条　需要补考、重修的学生应参加学校统一安排的考试，不得以未接到考试成绩为由不按时参加考试，否则，按缺考论处。

第四十六条　取得缓考资格的学生，必须按教务处安排的考试时间参加考试。

第四十七条　已办理重修手续的学生，重修考查课程者，其考试时间应及时向教研室确认；重修考试课程者，必须按教务处安排的考试时间参加考试。

第四十八条　凡是不按规定无故不参加正常考试、考查及学校统一安排的补考、缓考、重修考试者，均认定为缺考，成绩记为零分，不得正常补考。

第四十九条　凡是考试成绩不合格，达到学籍管理规定并认定为须进行重修该课程的，须到教务处办理重修手续，经批准后方可参加重修。凡是缺考学生一律按重修办理相关考试手续。

第五十条　缓考与正常补考安排在同一时间进行，重修考试时间安排在下一轮同一课程考试、考查时间进行。

第五十一条　补考的时间、地点及监考人员由教务处统一安排，教务处负责打印补考、缓考、重修考试学生名单，供监考人员布置考场。

第五十二条　监考人员应在考试前半小时到教务处考试中心领取补考、缓考试卷，并于考试结束后将考卷交回考试中心。

第八章　违反考试纪律行为的认定

第五十三条　考生及其他人员应当自觉维护考试秩序，服从考试工作人员的管理，不得有下列扰乱考试秩序的行为。凡出现下列行为之一者，应当认定为违规行为：

（1）故意扰乱考点、考场、评卷场所等考试工作场所秩序；

（2）拒绝、妨碍考试工作人员履行管理职责；

（3）威胁、侮辱、诽谤、诬陷或者以其他方式侵害考试工作人员、其他考生合法权益的行为；

（4）故意损坏考场设施设备；

（5）其他扰乱考试管理秩序的行为。

第五十四条　考生不遵守考场纪律，不服从考试工作人员的安排与要求，有下列行为之一的，应当认定为考试违纪：

（1）携带考试规定以外的物品进入考场或者未放在指定位置的；

（2）未按要求在规定的座位参加考试或不服从监考人员重新调整考试座位的；

（3）考试开始信号发出前答题或者考试结束信号发出后继续答题的；

（4）在考试过程中旁窥、交头接耳、互打暗号或者手势的；

（5）在考场或者考试机构禁止的范围内喧哗、吸烟或实施其他影响考场秩序行为的；

（6）未经考试工作人员同意在考试过程中擅自离开考场的；

（7）将试卷、答卷、答题卡、答题纸、草稿纸等考试用纸带出考场的；

（8）用规定以外的笔、纸答题或者在试卷规定以外的地方书写姓名、考号或以其他方式在答卷上标记信息的；

（9）其他影响考试秩序但尚未构成作弊的行为。

第五十五条　违背考试公平、公正原则，以不正当手段获得或者试图获得试题答案、考试成绩，有下列行为之一的，应当认定为考试作弊：

（1）携带与考试内容相关的材料或者存储有与考试内容相关资料的电子设备参加考试的；

（2）抄袭或者协助他人抄袭与考试内容相关的资料的；

（3）抢夺、窃取他人试卷、答卷或者胁迫他人为自己抄袭提供方便的；

（4）携带具有发送或者接收信息功能的设备的；

（5）由他人冒名代替参加考试的；

（6）替他人参加考试的；

（7）故意销毁试卷、答卷或者考试材料的；

（8）在答卷上填写与本人身份不符的姓名、考号等信息的；

（9）传接物品或者交换试卷、答卷、草稿纸的；

（10）其他以不正当手段获得或者试图获得试题答案、考试成绩的；

（11）协助他人作弊的。

第五十六条　有下列行为之一的，应当认定相关的考生实施了考试作弊行为：

（1）通过伪造证件、证明、档案及其他材料获得考试资格、加分资格和考试成绩的；

（2）评卷过程中被认定为答案雷同的；

（3）考场纪律混乱、考试秩序失控，出现大面积考试作弊现象的；

（4）考试工作人员协助实施作弊行为，事后查实的；

（5）其他应认定为作弊行为的。

第五十七条　考试工作人员通过视频发现考生有违纪、作弊行为的，应当立即通知在现场的考试工作人员，并应当将视频录像作为证据保存。教育考试机构可以通过视频录像回放，对所涉及考生违规行为进行认定。

第五十八条　考试工作人员在考试过程中发现考生实施考试违纪、作弊行为的，应当及时予以纠正并如实记录；对考生用于作弊的材料、工具等，应予暂扣。考生违规记录作为认定考生违规事实的依据，应当由2名以上（含2名）监考人员或者考场巡视员在《广西中医药大学学生考试情况登记表》上做出记录，同时向违纪考生告知违规记录的内容，填写《广西中医药大学学生考试违纪情况知情书》，如有取消考试资格或没收违纪材料、工具者，须同时让学生签名。

第五十九条　监考人员一旦发现考生考试作弊行为，应当终止其继续参加本课程考试；考生及其他人员的行为违反《中华人民共和国治安管理处罚法》的，由公安机关进行处理。

第六十条　监考人员将考生违规记录于考试结束后立即送教务处考试中心。教务处负责组织复核违规事实和相关证据，并做出相应处理意见。

第六十一条　考试工作人员在考试管理、组织及评卷等工作过程中，有不规范行为的，按《广西中医药大学教学事故认定和处理办法（试行）》进行认定。

第六十二条　考试工作人员在考场、考点及评卷过程中有违规行为的，考点主考、评卷点负责人应当暂停其工作。

第九章　违反考试纪律行为的处理

第六十三条　对违反考试纪律的行为，应分别给予以下处理；凡给予警告、严重警告、记过或留校察看的，在未解除处分之前，一律不安排补考或重修。

（1）凡认定为考试违规的学生，给予全校通报批评。

（2）凡认定为考试违纪的学生，不影响考试正常进行者，给予全校通报批评；对考试过程造成不良影响者，视情节轻重给予警告或严重警告处分，该课程考试成绩记为零分；处分期满后，表现较好并如期解除处分者，由学生本人提出申请，经教务处批准后方可重修该课程。

（3）凡认定为考试作弊或实施考试作弊的学生，该课程考试成绩记为零分，并视其情节轻重，给予记过或留校察看处分；处分期满后，表现较好并如期解除处分者，由学生本人提出申请，经教务处批准后方可重修该课程。

（4）有下列严重作弊行为者，给予开除学籍处分：

①代替他人或让他人代替自己参加考试者；

②组织作弊者；

③使用通讯设备或其他器材作弊者；

④向他人出售考试试题或答案牟取利益者；

⑤有其他严重作弊或扰乱考试秩序行为者。

对学生做出开除学籍处分决定的，提交校长办公会或者校长授权的专门会议研究决定，并事先进行合法性审查。

第六十四条　参加国家教育考试有以下情形之一的，可以视情节轻重，同时给予暂停参加该项考试 1～3 年的处理；情节特别严重的，可以同时给予暂停参加各种国家教育考试 1～3 年的处理：

（1）组织团伙作弊的；

（2）向考场外发送、传递试题信息的；

（3）使用相关设备接收信息实施作弊的；

（4）伪造、变造身份证、准考证及其他证明材料，由他人代替或者代替他人参加考试的。

第六十五条　考生以作弊行为取得的考试成绩并由此取得相应的资格资质证书由学校收回并报请证书颁发机关宣布证书无效。

第六十六条　在考试执行过程，凡认定为教学事故者，按照《广西中医药大学教学事故认定和处理办法（试行）》进行严肃处理。

第六十七条　因院系管理混乱、考试工作人员玩忽职守，造成考场纪律混乱，作弊现象严重；或者同一院系同一时间的考试有五分之一（含五分之一）以上考场存在雷同卷的，取消该院系全体考生考试成绩。对出现大规模作弊情况的考场，考点的相关责任人、负责人及所属院系的负责人，学校分别给予相应的行政处分。

第六十八条　违反保密规定，造成试题、答案及评分参考（包括副题及其答案、评分参考）丢失、泄密，或者使考生答卷在保密期限内发生重大事故的，由有关部门视情节轻重，分别给予责任人和有关负责人处分。盗窃、损毁、传播在保密期限内的试题、答案及评分参考、考生答卷、考试成绩的，由有关部门追究相关人员的责任。

第十章　广西中医药大学考场规则

第六十九条　考生应于考前 15 分钟凭学生证进入规定考场。入场后按规定的座位入座，并将学生证放在考桌的左上角，以便监考人员核验。如学生证遗失未及时补办，可持身份证参加考试。两证均无者，不得参加考试。

第七十条　考生入场除携带必需的文具（钢笔、圆珠笔、铅笔、角尺、橡皮）外，禁止携带任何书籍、笔记、纸张、书包等与考试无关的物品。若有上述物品带入考场的，一律集中放在指定位置。

第七十一条　考生严禁携带各种通讯工具（如移动电话、寻呼机及其他无线接收、传送设备等）、有电子存储记忆功能的设备、录放设备、涂改液、修正带等物品进入考场。

第七十二条　考生领到试卷后，应按要求先在指定位置上准确地填写姓名、学号等规定的信息。答卷除特殊规定外一律用蓝色、黑色钢笔或圆珠笔书写，否则答卷无效。字迹要端正、清楚。铅笔只能用于打草稿作图（除非特别指定使用）或填涂机改答题卡。答题写在草稿纸上无效。

第七十三条　考生开考后迟到 20 分钟不得入场，开考 20 分钟后才能交卷出场，出场后不得再进入试场续考。

第七十四条　开考后，考生不得要求课程主考及监考人员对题意做任何解释或提示。如遇试卷分发缺页、装订错误或字迹模糊等问题，及时向监考人员询问。

第七十五条　考生在考试过程中有违反考试纪律行为的，按照《广西中医药大学本科违反考试纪律处理办法》认定、处理。

第七十六条　考生答卷完毕离开考场时候必须交卷（包括草稿纸），交卷离场后不得在试场附近逗留和交谈，不得向监考人员提问。考试结束信号发出后考生立即停止答卷，将试卷翻放在课桌上，安坐原位，待监考人员按顺序收齐试卷，全部清点无误后方准离开考场。

第七十七条　考生应自觉服从监考人员的管理，不得以任何理由妨碍监考人员进行正常工作。对违反《广西中医药大学本科违反考试纪律处理办法》《广西中医药大学考场规则》，不服从监考人员管理的学生，监考人员要及时上报有关部门，视情节依据学校相关管理规定进行处理。

第七十八条　由国家或省教育机构组织的各类考试，其考场规则按有关规定执行。

第十一章　附则

第七十九条　本规定自 2017 年 9 月 1 日起施行。过去印发的有关规定，与此相矛盾的，按本规定执行。

广西中医药大学学分制管理实施规定

为深化教学改革，提高教学质量，适应社会主义市场经济对人才培养的要求，学校决定在本科各专业实行学分制，特制定本实施规定。

一、指导思想

（1）实行学分制是为了适应社会主义市场经济体制下对人才多层次、多规格的需求，适应"缴费上学，自主择业"的收费制度及就业制度变革的需要，建立更具生机活力的教育培养与管理机制。

（2）实行学分制为学生提供主动学习、自主设计学习过程的成才环境和运作机制，因材施教，更好地调动学生学习的积极性与主动性，提高学生的综合素质和创新能力，促进学生个性特长的发展。

（3）实行学分制可以进一步推动教育思想、教学内容、教学方法和教学手段的深化改革，有利于形成良好的激励机制和竞争机制，促进教学质量的稳步提高。

二、实施办法

（一）学制

本科专业分4年制、5年制2种。凡学制为4年的专业，其标准修业年限为4年，可延长至7年。凡学制为5年的专业，其标准修业年限为5年，可延长至8年。可延长学制的情况参照学籍管理规定执行。

（二）学分的计算

以学分来计算学生的学习量。

1. 理论课教学：一般每17学时计1学分。

2. 实践性教学环节：含在课程总学时内的实践教学内容（含实验、讨论、上机、见习、听力、设计、习题），每17学时计1学分，独立设置的实践教学课程（含体育课、创新教育训练、实验课、见习课、听力课）每34学时计1学分，集中实践环节（实训、技能培训、暑期见习、顶岗实习、毕业实习）1周计1学分。

3. 体育课：体育课4学分，总学时为144学时，分4个学期完成，学生必须修满所有课程。其中课堂教学时数安排96学时，课外锻炼安排48学时，以体育竞技比赛形式完成教学。

4. 设立第二课堂学分：四年制专业必须完成6学分，五年制专业必须完成8学分。主要修读内容为创新创业活动、社会实践、志愿服务、勤工助学、文娱体育及科技文化等。

具体学分取得途径参照广西中医药大学第二课堂相关管理规定执行。

5. 设立公共选修课学分：要求五年制专业完成 8 学分，四年制专业完成 6 学分。其中公共选修课分面授公共选修课和网络通识课；面授公共选修课又分为跨校选修和在校选修，所有课程学生可自由选择修读。

6. 学生通过考核，成绩合格方能取得相应课程或实践性教学环节的学分。

（三）课程选修及原则

1. 学生选修课程的数量和顺序必须以各专业人才培养方案为依据。

2. 学生每学期的必修课程必须修完，毕业前限制性选修课所取得的学分不得少于人才培养方案规定的学分。

3. 学生毕业前必须修满人才培养方案规定的第二课堂和公共选修课学分。

4. 学生选课前，必须详细阅读学校制订的各专业人才培养方案。允许自由选课，但必修课必须全部修完。有严格的先修后续关系的课程，应先选先修课，再选后续课。

5. 每学期开学前两周为课程试听阶段，在此期间，学生可以改选课堂，逾期将不能选课。

6. 由于新生对学校情况及选课制需要一个熟悉过程，全面选课从第二学期开始。

7. 为加强对学生选课的指导，学校成立选课指导中心，帮助学生掌握选课流程。各学院、专业定期做好专业选课辅导，帮助学生制定好学习计划，避免选课中的短期行为和盲目性，指导学生建立合理的知识结构及指导学生正确选课。

8. 未选课的学生，不能参加课程的考核。

（四）学习评价方式与记载方法

1. 评价方式主要有形成性评价和终结性评价。形成性评价指对学生课程学习的全过程进行评价。终结性评价指期末总评成绩。

2. 形成性评价是教师根据课程特点设计作业、测验、期中考试、实践教学、专题讨论、学习笔记等，来评价学生的学习过程，找到问题并及时将获得的信息反馈给学生。形成性评价的结果可以作为期末总评的重要参考。具体按《广西中医药大学形成性评价实施细则》执行。

3. 总评成绩可由平时成绩（测验、段考、作业等）和期考成绩组成。期考的考核方式可分为考试、考查 2 种。

4. 学生参加课程的期末考核的综合考评，所得到的成绩和学分载入学生学习成绩登记表，并归入本人档案。

5. 成绩最终记录采用能够反映学生学习质和量两方面的绩点评定方法。评定绩点的基本方法为期末总评分数采用 A、B、C、D、F 五级与相应的绩点对应，再根据课程门数计算平均绩点来综合评价学生的学习质量。考核成绩与等级、绩点的关系如下表。

考核成绩与等级、绩点的关系表

成绩（分）	等级	绩点
95～100	A$^+$	4
90～94.9	A	3.6
85～89.9	A$^-$	3.3
80～84.9	B	3
75～79.9	B$^-$	2.5
70～74.9	C	2
65～69.9	C$^-$	1.5
60～64.9	D	1
＜60	F	0

（1）先将考核成绩转化为绩点数，然后乘以该课程的学分，即为课程的学分绩点。计算公式：课程的学分绩点 = 课程考核成绩对应的绩点数 × 该课程的学分数。

（2）每学期平均绩点计算：每学期学生所修课程的绩点之和，除以该生当学期所有课程所修学分数，即每学期平均学分绩点。

毕业前学生所修全部课程所得的绩点之和，除以该生所有课程所修学分数，即该生毕业前平均学分绩点。计算公式：

$$平均学分绩点 = \frac{各门课程的学分绩点之和}{各门课程的学分之和}$$

例：某学生选修 4 门课程学分均为 3，其考核成绩分别为 A、B、C、D，其绩点成绩分别为 3.6、3、2、1，其各门课程的学分绩点分别为 10.8、9、6、3，所以该生平均学分绩点为 2.4。

6.学生因退学等情况终止学业，其在校期间所修课程及已获得学分，学校将予以记录。学生重新参加入学考试、符合录取条件再次入学的，其本人身份经学校确认，原已获得学分可予以承认。

（五）补考、缓考、重修

1.补考：考虑到教学资源还需进一步充实，目前暂不取消补考。补考办法：学生第一次修读课程的成绩在 46～59 分，均予一次补考机会，补考及格，学分绩点按 D 计；重修不及格，不安排补考机会。

2.缓考：学生必须在考前填写并提交《广西中医药大学学生缓考申请表》，经年级辅导员、任课教师、学院及教务处同意后生效。未经申请或申请未获批准不参加考试者，视为旷考。可申请缓考的情况有以下几种。

（1）因 2 门或以上课程考试时间有冲突，不能参加正常考试的。

　　（2）因健康原因无法参加正常考试的（须提交二级甲等以上医院开具的疾病证明，并经学校卫生所签字确认）。

　　（3）因特殊原因不能参加考试，经所在学院及教务处批准的。

　　不可申请缓考的情况有：

　　（1）补考、重修考试原则上不予办理缓考。

　　（2）因各种原因被取消课程期末考试资格的，不能申请缓考，可申请重修。

　　3.重修：在规定时间内，重修次数不限，在考试标记为重修的状态下，该门课程成绩按历次考核成绩最高分载入学生学习成绩登记表。

　　（1）有以下情况之一的，可选择重修：

　　①正常考试成绩在45分（含45分）以下的。

　　②补考后成绩仍未及格的。

　　③重修多次成绩仍未及格的（重修不能参加补考）。

　　④正常考试成绩及格，但对已有成绩不满意的。

　　（2）有以下情况之一的，不能参加重修：

　　①选课后，未办理手续的。

　　②实习前1个学期和实习期间的。

　　③选课错误（包括选错课程代码、考试性质、学分）的。若选修课程考核成绩不合格的，可重修，也可放弃重修，改修本专业人才培养方案规定内其他选修课程。

　　（六）免修

　　学生因特殊原因可向体育部申请免修体育课，并填写《免修课程申请表》（一式两份），经批准后方可免修，并报送教务处一份备案。

　　其他课程及教学环节一律不允许申请免修。

　　（七）毕业实习

　　参加毕业实习的各专业学生原则上应修满规定的理论课教学的总学分，才可申请进入毕业实习。未能修满且少于规定必修总学分15个学分者不能进入毕业实习，不能实习的同学原则上编入下一年级重修。实习要求具体参照《广西中医药大学毕业实习管理规定》执行。

　　（八）毕业与学位

　　有正式学籍的学生，德、智、体、美合格，取得本专业培养方案规定的全部必修课程的学分和限制性选修课程的规定学分，并完成第二课堂和公共选修课学分者，准予毕业，发给毕业证书；经审查符合《广西中医药大学普通本科毕业生学士学位授予实施细则》规定者，授予学士学位。

三、其他

本规定适用于实施学分制的各本科专业，原发文件与此文件相矛盾的，按本规定执行，由教务处负责解释。

广西中医药大学学生管理规定

第一章　总则

第一条　为规范学校学生管理行为，维护学校正常的教育教学秩序和生活秩序，保障学生合法权益，培养德、智、体、美等方面全面发展的社会主义建设者和接班人，依据《高等教育法》《普通高等学校学生管理规定》（中华人民共和国教育部令第41号），以及有关法律、法规，结合我校实际，制定本规定。

第二条　本规定适用于在我校接受普通高等学历教育的本科、专科（高职）学生（以下称学生）的管理。

第三条　学校坚持社会主义办学方向，坚持马克思主义的指导地位，全面贯彻国家教育方针；坚持以立德树人为根本，以理想信念教育为核心，培育和践行社会主义核心价值观，弘扬中华优秀传统文化和革命文化、社会主义先进文化，培养学生的社会责任感、创新精神和实践能力；坚持依法治校，科学管理，健全和完善管理制度，规范管理行为，将管理与育人相结合，不断提高管理和服务水平。

第四条　学生应当拥护中国共产党领导，努力学习马克思列宁主义、毛泽东思想、中国特色社会主义理论体系，深入学习习近平总书记系列重要讲话精神和治国理政新理念新思想新战略，坚定中国特色社会主义道路自信、理论自信、制度自信、文化自信，树立中国特色社会主义共同理想；应当树立爱国主义思想，具有团结统一、爱好和平、勤劳勇敢、自强不息的精神；应当增强法治观念，遵守宪法、法律、法规，遵守公民道德规范，遵守学校管理制度，具有良好的道德品质和行为习惯；应当刻苦学习，勇于探索，积极实践，努力掌握现代科学文化知识和专业技能；应当积极锻炼身体，增进身心健康，提高个人修养，培养审美情趣。

第五条　实施学生管理，应当尊重和保护学生的合法权利，教育和引导学生承担应尽的义务与责任，鼓励和支持学生实行自我管理、自我服务、自我教育、自我监督。

第二章　学生的权利与义务

第六条　学生在校期间依法享有下列权利：

（1）参加学校教育教学计划安排的各项活动，使用学校提供的教育教学资源；

（2）参加社会实践、志愿服务、勤工助学、文娱体育及科技文化创新等活动，获得就业创业指导和服务；

（3）申请奖学金、助学金及助学贷款；

（4）在思想品德、学业成绩等方面获得科学、公正评价，完成学校规定学业后获得相应的学历证书、学位证书；

（5）在校内组织、参加学生团体，以适当方式参与学校管理，对学校与学生权益相关事务享有知情权、参与权、表达权和监督权；

（6）对学校给予的处理或者处分有异议，向学校、教育行政部门提出申诉，对学校、教职员工侵犯其人身权、财产权等合法权益的行为，提出申诉或者依法提起诉讼；

（7）法律、法规及学校章程规定的其他权利。

第七条　学生在校期间依法履行下列义务：

（1）遵守宪法和法律、法规；

（2）遵守学校章程和规章制度；

（3）恪守学术道德，完成规定学业；

（4）按规定缴纳学费及有关费用，履行获得贷学金及助学金的相应义务；

（5）遵守学生行为规范，尊敬师长，养成良好的思想品德和行为习惯；

（6）法律、法规及学校章程规定的其他义务。

第三章　学籍管理

第一节　入学与注册

第八条　按国家招生规定录取的新生，必须持《广西中医药大学录取通知书》和学校规定的有关证件，按学校有关要求和规定的期限到校办理入学手续。因故不能按期入学的，应当以书面形式向学校招生与就业处及所属学院请假，假期一般不得超过1周（含1周）。未请假或者请假逾期的，除因不可抗力等正当事由以外，视为放弃入学资格。

第九条　学校在报到时对新生入学资格进行初步审查，审查合格后方可办理入学手续，予以注册学籍；审查发现新生的录取通知、考生信息等证明材料，与本人实际情况不符，或者有其他违反国家招生考试规定情形的，取消入学资格。

第十条　新生有下列情况之一者，可以申请保留入学资格：

（1）因伤、病经学校指定二级甲等以上医院诊断，由学校卫生所审核无法按时入学者；

（2）应征参加中国人民解放军（含中国人民武装警察部队）者；

（3）自费出国留学者；

（4）其他特殊原因无法按时入学者。

获准保留入学资格的新生，保留入学资格的期限为 1 年（有其他规定的除外），保留入学资格期间不具有学籍，不享受在校学习学生待遇。

新生保留入学资格期满前应向学校申请入学，经学校审查合格后，办理入学手续。审查不合格的，取消入学资格；逾期不办理入学手续且未有因不可抗力延迟等正当理由的，视为放弃入学资格。

第十一条　学生入学后，学校在 3 个月内按照国家招生规定进行复查。复查内容主要包括以下方面：

（1）录取手续及程序等是否合乎国家招生规定；

（2）所获得的录取资格是否真实、合乎相关规定；

（3）本人及身份证明与录取通知、考生档案等是否一致；

（4）身心健康状况是否符合报考专业或者专业类别体检要求，能否保证在校正常学习、生活；

（5）艺术、体育等特殊类型录取学生的专业水平是否符合录取要求。

复查中发现学生存在弄虚作假、徇私舞弊等情形的，确定为复查不合格，取消学籍；情节严重的，学校移交有关部门调查处理。

复查中发现学生身心状况不适宜在校学习，经学校指定的二级甲等以上医院诊断，需要在家休养的，可以按照第十条的规定保留入学资格。

在保留入学资格期内经治疗康复后，必须在新学年开学前向学校申请入学，由学校指定二级甲等以上医院诊断（特殊疾病须经专科医院证明），并经学校复查合格后，可重新办理入学手续。复查不合格或逾期不办理入学手续者，取消入学资格。

第十二条　每学期开学时，学生应当按时返校，并在规定的注册时间内办理注册手续。每学年第一学期须交齐本学年应缴费用方能注册。不能如期注册的，应当履行暂缓注册手续。未按学校规定缴纳学费或者有其他不符合注册条件的，不予注册。

家庭经济困难的学生可以申请助学贷款或者其他形式资助，办理有关手续后注册。

学校按照国家有关规定为家庭经济困难学生提供教育救助，建立完善的学生资助体系，保证学生不因家庭经济困难而放弃学业。

第二节　考核与成绩记载

第十三条　学生应当参加学校教育教学计划规定的课程和各种教育教学环节（以下统称课程）的考核，考核成绩记入成绩册，并归入学籍档案。

考核分为考试和考查 2 种。考核和成绩评定方式，以及考核不合格的课程需要重修或者补考，具体按《广西中医药大学本科学分制管理实施规定》和《广西中医药大学高职学生成绩考核管理规定》执行。

第十四条　学生思想品德的考核、鉴定，以本规定第四条为主要依据，采取个人小结、师生民主评议等形式进行。

　　学生体育成绩评定要突出过程管理，可以根据考勤、课内教学、课外锻炼活动和体质健康等情况综合评定。

　　第十五条　学生每学期或者每学年所修课程或者应修学分数以及升级、跳级、留级、降级等要求，具体按《广西中医药大学本科学分制管理实施规定》和《广西中医药大学高职学生成绩考核管理规定》执行。

　　第十六条　学生根据学校有关规定，可以申请辅修校内其他专业或者选修其他专业课程；可以申请跨校修读课程，参加学校认可的开放式网络课程学习。学生修读的课程成绩（学分），学校审核同意后，予以认可。

　　第十七条　学生参加创新创业、社会实践等活动，以及发表论文、获得专利授权等与专业学习、学业要求相关的经历、成果，可以折算为学分，计入学业成绩。具体按《广西中医药大学第二课堂学分实施办法》执行。

　　学校鼓励、支持和指导学生参加社会实践、创新创业活动，建立创新创业档案、设置创新创业学分。

　　第十八条　学校健全学生学业成绩和学籍档案管理制度，真实、完整地记载、出具学生学业成绩，对通过补考、重修获得的成绩，予以标注。

　　学生严重违反考核纪律或者作弊的，该课程考核成绩记为无效，并视其违纪或者作弊情节，给予相应的纪律处分。给予警告、严重警告、记过及留校察看处分的，经教育表现较好，可以对该课程给予补考或者重修机会。

　　学生因退学等情况中止学业，其在校学习期间所修课程及已获得学分，学校予以记录。学生重新参加入学考试、符合录取条件，再次入学的，其已获得学分，经学校认定，予以认可。

　　第十九条　学生应当按时参加教育教学计划规定的活动。不能按时参加的，应当事先请假并获得批准。无故缺席的，根据学校有关规定给予批评教育，情节严重的，给予相应的纪律处分。

　　第二十条　学校开展学生诚信教育，以适当方式记录学生学业、学术、品行等方面的诚信信息，建立对失信行为的约束和惩戒机制；对有严重失信行为的，给予相应的纪律处分，对违背学术诚信的，对其获得学位及学术称号、荣誉等做出限制。

第三节　转专业与转学

　　第二十一条　学生在学习期间对其他专业有兴趣和专长的，可以申请转专业；以特殊招生形式录取的学生，国家有相关规定或者录取前与学校有明确约定的，不得转专业。

　　学校制定本科、高职学生转专业的具体办法，建立公平、公正的标准和程序，健全公示制度。学校根据社会对人才需求情况的发展变化，需要适当调整专业的，允许在读学生转到其他相关专业就读。休学创业或退役后复学的学生，因自身情况需要转专业的，学校优先考虑。

　　第二十二条　学生一般应当在我校完成学业。因患病或者有特殊困难、特别需要，无法继续在本校学习或者不适应本校学习要求的，可以申请转学。有下列情形之一，不得转学：

　　（1）入学未满一学期或者毕业前一年的；

　　（2）高考成绩低于拟转入学校相关专业同一生源地相应年份录取成绩的；

　　（3）由低学历层次转为高学历层次的；

　　（4）招生时确定为定向、委托培养的；

　　（5）应予退学的；

　　（6）无正当转学理由的。

　　学生因学校培养条件改变等非本人原因需要转学的，学校出具证明，由所在地省级教育行政部门协调转学到同层次学校。

　　第二十三条　学生转学由学生本人提出申请，说明理由，经所在学校和拟转入学校同意，并按有关规定办理相关手续。

　　第二十四条　学校按照《广西普通高等学校学生办理转学审批的程序及要求》规定对学生转学情况及时进行公示，并在转学完成后 3 个月内，由转入学校报所在地省级教育行政部门备案。

第四节　休学与复学

　　第二十五条　学生可以分阶段完成学业，除另有规定外，应当在学校规定的最长学习年限（含休学和保留学籍）内完成学业。

　　学生申请休学或者学校认为应当休学的，经学校批准，可以休学。学生休学一般以 1 年为期，经学校批准可续休。在学习年限内，累计休学年限本科学生不得超过 3 年，高职学生不得超过 2 年（休学年限以年计算）。

　　第二十六条　学校建立并实行灵活的学习制度。对休学创业的学生，可以按照学校规定学制的最长学习年限办理休学。

　　第二十七条　新生和在校学生应征参加中国人民解放军（含中国人民武装警察部队），学校保留其入学资格或者学籍至退役后 2 年（以退伍证为准），逾期 1 个月未申请恢复学籍的将按自动退学处理。

　　学生参加学校组织的跨校联合培养项目，在联合培养学校学习期间，学校同时为其保留学籍。

　　学生保留学籍期间，与其实际所在的部队、学校等组织建立管理关系。

　　第二十八条　休学学生应当办理手续离校。学生休学期间，学校为其保留学籍，但不享受在校学习学生待遇。因病休学学生的医疗费按国家及当地的有关规定处理。

第二十九条　学生休学期满后，应当持有关证件向学校提出复学申请，经学校复查合格，方可复学。逾期 1 个月不办理复学手续的，按自动退学处理。

因伤、因病休学的学生，申请复学时必须由二级甲等以上医院进行疾病诊断提供恢复健康证明，并经学校卫生所组织复查合格，由学校批准，方可复学。

第五节　退学

第三十条　学生有下列情形之一，学校可予退学处理：

（1）学业成绩未达到学校要求或者在学校规定的学习年限内未完成学业的；

（2）休学、保留学籍期满，在学校规定期限内未提出复学申请或者申请复学经复查不合格的；

（3）根据学校指定医院诊断，患有疾病或者意外伤残不能继续在校学习的；

（4）未经批准连续两周未参加学校规定的教学活动的；

（5）超过学校规定期限未注册而又未履行暂缓注册手续的；

（6）学校规定的不能完成学业、应予退学的其他情形。学生本人申请退学的，经学校审核同意后，办理退学手续。

第三十一条　退学学生应当在接到退学决定书或公告发布之日起 5 个工作日内办理退学相关手续离校。

退学学生的档案由学校退回其家庭所在地，户口按照国家相关规定迁回原户籍地或者家庭户籍所在地。

第六节　毕业与结业

第三十二条　学生在学校规定学习年限内，修完教育教学计划规定内容，成绩合格，达到学校毕业要求的，学校准予毕业，并在学生离校前发给毕业证书。

符合学士学位授予条件的，学校颁发学位证书。

学生提前完成教育教学计划规定内容，获得毕业生所要求的学分，符合提前毕业条件的，学校准予提前毕业（转专业学生除外）。

第三十三条　学生在学校规定学习年限内，修完教育教学计划规定内容，但未达到学校毕业要求的，学校可以准予结业，发给结业证书。

结业后是否可以补考、重修或者补作毕业设计、论文、答辩，以及是否颁发毕业证书、学位证书，按学校有关规定执行。合格后颁发的毕业证书、学位证书，毕业时间、获得学位时间按发证日期填写。

对退学学生，学校发给肄业证书或者写实性学习证明。

第七节　学业证书管理

第三十四条　学校严格按照招生时确定的办学类型和学习形式，以及学生招生录取时填报的个人信息，填写、颁发学历证书、学位证书及其他学业证书。

学生在校期间变更姓名、出生日期等证书需填写的个人信息的，应当有合理、充分的理由，并提供有法定效力的相应证明文件。

第三十五条　学校执行高等教育学籍学历电子注册管理制度，按相关规定及时完成学生学籍学历电子注册。

第三十六条　对完成本专业学业同时辅修其他专业并达到该专业辅修要求的学生，由学校发给辅修专业证书。

第三十七条　对违反国家招生规定取得入学资格或者学籍的，学校取消其学籍，不颁发学历证书、学位证书；已发的学历证书、学位证书，学校依法予以撤销。对以作弊、剽窃、抄袭等学术不端行为或者其他不正当手段获得学历证书、学位证书的，学校依法予以撤销。

被撤销的学历证书、学位证书已注册的，学校予以注销并报教育行政部门宣布无效。

第三十八条　学历证书和学位证书遗失或者损坏，经本人申请，学校核实后出具相应的证明书。证明书与原证书具有同等效力。

第四章　校园秩序与课外活动

第三十九条　学校、学生共同维护校园正常秩序，保障学校环境安全、稳定，保障学生的正常学习和生活。

第四十条　学校建立和完善学生参与管理的组织形式，支持和保障学生依法、依章程参与学校管理。

第四十一条　学生应当自觉遵守公民道德规范，自觉遵守学校管理制度，创造和维护文明、整洁、优美、安全的学习和生活环境，树立安全风险防范和自我保护意识，保障自身合法权益。

第四十二条　学生不得有酗酒、打架斗殴、赌博、吸毒，传播、复制、贩卖非法书刊和音像制品等违法行为；不得参与非法传销和进行邪教、封建迷信活动；不得从事或者参与有损大学生形象、有悖社会公序良俗的活动。

学校发现学生在校内有违法行为或者严重精神疾病可能对他人造成伤害的，可以依法采取或者协助有关部门采取必要措施。

第四十三条　学校坚持教育与宗教相分离原则。任何组织和个人不得在学校进行宗教活动。

第四十四条　学校建立健全学生代表大会制度，为学生会、研究生会等开展活动提供必要条件，支持其在学生管理中发挥作用。

学生可以在校内成立、参加学生团体。学生成立团体，应当按《广西中医药大学学生社团管理办法》的规定提出书面申请，报学校批准并施行登记和年检制度。

学生团体应当在宪法、法律、法规和学校管理制度范围内活动，接受学校团委的领导和管理。学生团体邀请校外组织、人员到校举办讲座等活动，应按照《广西中医药大学关于报告会、研讨会、讲座的管理规定》，经学校主管部门审批。

第四十五条　学校提倡并支持学生及学生团体开展有益于身心健康、成长成才的学术、科技、艺术、文娱、体育等活动。学生进行课外活动不得影响学校正常的教育教学秩序和生活秩序。

学生参加勤工助学活动应当遵守法律、法规，以及《广西中医药大学学生勤工助学管理办法》、用工单位的管理制度，履行勤工助学活动的有关协议。

第四十六条　学生举行大型集会、游行、示威等活动，应当按法律程序和有关规定获得批准。对未获批准的，学校依法劝阻或者制止。

第四十七条　学生应当遵守国家和学校关于网络使用的有关规定，不得登录非法网站和传播非法文字、音频、视频资料等，不得编造或者传播虚假、有害信息；不得攻击、侵入他人计算机和移动通信网络系统。

第四十八条　学生应当遵守《广西中医药大学学生宿舍管理规定》。鼓励和支持学生通过制订公约，实施自我管理。

第五章　奖励与处分

第四十九条　学校对在德、智、体、美等方面全面发展或者在思想品德、学业成绩、科技创造、体育竞赛、文艺活动、志愿服务及社会实践等方面表现突出的学生，给予表彰和奖励。

第五十条　对学生的表彰和奖励采取授予"三好学生"称号或者其他荣誉称号、颁发奖学金等多种形式，给予相应的精神鼓励或者物质奖励。

学校对学生予以表彰和奖励，以及确定国家奖学金、公派出国留学人选等赋予学生利益的行为，建立公开、公平、公正的程序和规定，建立和完善相应的选拔、公示等制度。

第五十一条　对有违反法律法规、本规定及学校纪律行为的学生，学校给予批评教育，并可视情节轻重，给予如下纪律处分：

（1）警告；

（2）严重警告；

（3）记过；

（4）留校察看；

（5）开除学籍。

第五十二条　学生有下列情形之一，学校可以给予开除学籍处分：

（1）违反宪法，反对四项基本原则、破坏安定团结、扰乱社会秩序的；

（2）触犯国家法律，构成刑事犯罪的；

（3）受到治安管理处罚，情节严重、性质恶劣的；

（4）代替他人或者让他人代替自己参加考试、组织作弊、使用通讯设备或其他器材作弊、向他人出售考试试题或答案牟取利益，以及其他严重作弊或扰乱考试秩序行为的；

（5）学位论文、公开发表的研究成果存在抄袭、篡改、伪造等学术不端行为，情节严重的，或者代写论文、买卖论文的；

（6）违反本规定和学校规定，严重影响学校教育教学秩序、生活秩序以及公共场所管理秩序的；

（7）侵害其他个人、组织合法权益，造成严重后果的；

（8）屡次违反学校规定受到纪律处分，经教育不改的。

第五十三条　学校对学生做出处分，出具处分决定书。处分决定书包括下列内容：

（1）学生的基本信息；

（2）做出处分的事实和证据；

（3）处分的种类、依据、期限；

（4）申诉的途径和期限；

（5）其他必要内容。

第五十四条　学校给予学生处分，坚持教育与惩戒相结合，与学生违法、违纪行为的性质和过错的严重程度相适应。学校对学生的处分，做到证据充分、依据明确、定性准确、程序正当、处分适当。

第五十五条　在对学生做出处分或者其他不利决定之前，学校告知学生做出决定的事实、理由及依据，并告知学生享有陈述和申辩的权利，听取学生的陈述和申辩。

处理、处分决定以及处分告知书等，直接送达学生本人，学生拒绝签收的，可以以留置方式送达；已离校的，可以采取邮寄方式送达；难于联系的，可以利用学校网站、新闻媒体等以公告方式送达。

第五十六条　对学生做出取消入学资格、取消学籍、退学、开除学籍或者其他涉及学生重大利益的处理或者处分决定的，提交校长办公会或者校长授权的专门会议研究决定，并事先进行合法性审查。

第五十七条　除开除学籍处分以外，给予学生处分设置6到12个月期限：警告处分为6个月，严重警告处分为8个月，记过处分为10个月，留校察看处分为12个月。处分期限从处分决定下达之日算起，处分期满，经学生本人申请，学生所在学院根据其处分之后的悔改表现及综合情况，提出是否解除处分的意见，报学生工作处或教务处（高职处）审核。解除处分后，学生获得表彰、奖励及其他权益，不再受原处分的影响。

第五十八条　对学生的奖励、处理、处分及解除处分材料，学校真实完整地归入学校文书档案和本人档案。

被开除学籍的学生，由学校发给学习证明。学生应在处分决定下达后 5 个工作日内离校，档案由学校退回其家庭所在地，户口应当按照国家相关规定迁回原户籍地或者家庭户籍所在地。

第六章　学生申诉

第五十九条　学校成立学生申诉处理委员会，负责受理学生对处理或者处分决定不服提起的申诉。

学生申诉处理委员会由学校相关负责人、职能部门负责人、教师代表、学生代表、负责法律事务的相关机构负责人等组成，必要时聘请校外法律、教育等方面专家参加。

学校制定学生申诉的具体办法，健全学生申诉处理委员会的组成与工作规则，提供必要条件，保证其能够客观、公正地履行职责。具体规定见《广西中医药大学学生申诉处理办法》。

第六十条　学生对学校的处理或者处分决定有异议的，可以在接到学校处理或者处分决定书之日起 10 日内，向学校学生申诉处理委员会提出书面申诉。

第六十一条　学生申诉处理委员会对学生提出的申诉进行复查，并在接到书面申诉之日起 15 日内做出复查结论并告知申诉人。情况复杂不能在规定限期内做出结论的，经学校负责人批准，可延长 15 日。学生申诉处理委员会认为必要的，可以建议学校暂缓执行有关决定。

学生申诉处理委员会经复查，认为做出处理或者处分的事实、依据、程序等存在不当，可以做出建议撤销或变更的复查意见，要求相关职能部门予以研究，重新提交校长办公会或者专门会议做出决定。

第六十二条　学生对复查决定有异议的，在接到学校复查决定书之日起 15 日内，可以向学校所在地省级教育行政部门提出书面申诉。

第六十三条　自处理、处分或者复查决定书送达之日起，学生在申诉期内未提出申诉的视为放弃申诉，学校不再受理其提出的申诉。

处理、处分或者复查决定书未告知学生申诉期限的，申诉期限自学生知道或者应当知道处理或者处分决定之日起计算，但最长不得超过 6 个月。

第六十四条　学生认为学校及其工作人员违反本规定，侵害其合法权益的；或者学校制定的规章制度与法律法规和本规定抵触的，可以向学校所在地省级教育行政部门投诉。

第七章　附则

第六十五条　学校对接受高等学历继续教育的学生、港澳台侨学生、留学生的管理，参照本规定执行。

第六十六条　本规定自 2017 年 9 月 1 日起施行。其他有关文件规定与本规定不一致的，以本规定为准。

广西中医药大学本科教学质量与教学改革工程项目管理办法

（桂中医大教务〔2014〕35 号）

第一章　总则

第一条　为贯彻《教育部财政部关于实施高等学校本科教学质量与教学改革工程的意见》（教高〔2007〕1 号）、《关于实施广西高等学校教学质量与教学改革工程的意见》（桂教〔2008〕6 号）和《中共广西壮族自治区委员会广西壮族自治区人民政府关于加快改革创新全面振兴教育的决定》（桂发〔2014〕2 号）等文件精神，加强我校本科教学质量与教学改革工程（以下简称质量工程）的项目建设与管理，确保项目建设取得实效，制定本办法。

第二条　质量工程以科学发展观为指导，以提高我校本科教学质量为目标，通过加强专业建设、课程建设、师资队伍建设和人才培养模式改革创新，提升我校本科教学的质量和整体实力。

第三条　质量工程实行项目管理。主要项目有：

1. 特色（精品、重点）专业；

2. 精品（重点）课程；

3. 精品（重点）教材；

4. 教学团队；

5. 教学名师；

6. 教学成果；

7. 人才培养模式创新实验区；

8. 实验教学示范中心项目；

9. 大学生创新创业计划；

10. 大学生校外实践教育基地；

11. "卓越医生教育培养计划" "卓越中医生教育培养计划" "卓越工程师教育培养

计划"；

　　12. 教学质量监控体系；

　　13. 其他专项建设项目。

第二章　管理职责

　　第四条　学校本科教学工作指导委员会（以下简称教指委）为质量工程建设项目的领导机构，负责制订实施方案，对项目建设过程中的重大问题进行决策，全面指导质量工程工作。下设质量工程办公室（设在教务处），负责质量工程具体组织管理和日常事务，主要履行以下职责：

　　1. 编制学校项目建设方案；

　　2. 审定项目的年度工作计划；

　　3. 制定项目的立项、评审、验收的标准；

　　4. 负责项目的中期评估与检查；

　　5. 负责项目的立项、评审、验收工作；

　　6. 其他与项目建设有关的工作。

　　第五条　质量工程项目承担单位主要履行以下职责：

　　1. 按照学校及本办法的要求，编制、报送项目申报材料，并对其真实性负责，承担立项后的监督管理任务和信誉保证；

　　2. 向学校报送本单位项目阶段进展报告，接受学校相关部门对项目实施过程和结果进行监控、检查和验收；

　　3. 每年 7 月底前，向学校教指委书面报告项目进展情况。

第三章　项目立项

　　第六条　质量工程实行校级、自治区级和国家级三级申报立项，一般申报上一级项目应在下一级立项建设的基础上，经专家评审后推荐申报。项目申报的基本条件：

　　1. 项目负责人应具有较高的学术水平，具有副高级（含）以上职称或博士级以上学位；

　　2. 项目参与人应是该研究领域的学术骨干或技术骨干，有相关的研究或应用成果，项目参与人应不少于 3 人；

　　3. 申报的项目应具有一定的前期基础和优势，或者有较好的发展前景。

　　第七条　质量工程建设项目申报的立项程序：

　　1. 申请人根据学校质量工程相关建设项目的申报通知，向质量工程办公室提出申请，填写相应的项目申请书，并提交相关申报材料；

　　2. 质量工程办公室受理项目申请；

3. 学校教指委组织评审项目，确定准许立项项目；

4. 省级和国家级质量工程建设项目原则上应逐级推荐申报。

第四章　项目建设

第八条　质量工程建设项目实行项目负责人负责制。项目负责人的职责：

1. 制定项目任务书和实施方案，明确项目建设目标、任务、进度安排等；

2. 向质量工程办公室提交年度建设计划，明确年度建设的具体内容、目标、进度等；

3. 项目任务书、实施方案、年度计划经学校质量工程办公室批准后，带领项目团队认真落实；

4. 定期或不定期地向质量工程办公室提交项目进展和年度计划执行情况；

5. 合理安排项目经费，自我评价项目建设效果，组织宣传、展示项目建设成果，并推进项目建设成果应用；

6. 按照学校要求组织做好项目检查、验收材料。

第九条　项目建设实行中期检查制度。中期检查的主要内容包括项目进展情况、取得的阶段性成果、资金使用情况、项目建设中的主要问题和改进措施。

在中期检查中，学校教指委对不符合建设要求的项目，应向项目负责人提出质询，并督促改进。有下列情形之一的，学校教指委将视其情节轻重给予警告、中止或撤消项目等处理：

1. 申报、建设材料弄虚作假、违背学术道德；

2. 项目执行不力，未开展实质性建设工作；

3. 未按要求上报项目有关情况，无故不接受学校对项目实施情况的检查、监督；

4. 项目经费的使用不符合财务有关的规定，或者有其他违反项目规定与管理办法的行为。

第十条　项目建设所在单位应高度重视项目建设工作，为项目建设提供必要的建设条件和支持。

第十一条　项目建设内容、进度安排以及项目负责人不得随意调整。如确需调整，须提交书面申请报质量工程办公室批准。

第五章　经费管理

第十二条　质量工程建设项目资金由学校安排专项经费，采取由质量工程办公室分年核定拨付的办法。经费的使用实行质量工程建设项目负责人制度。项目完成后 2 个月内，项目负责人须列出经费使用的详尽报告，并终止经费的使用，上报质量工程办公室备查。

第十三条　项目经费包括项目建设费和项目管理费。

1. 项目建设费主要用于项目建设支出，由项目负责人统筹安排使用。项目建设经费按照学校财务制度的有关规定，主要用于资料、调研、会务、小型仪器设备、应用软件、办公用品、交通、印刷等方面的开支。

2. 项目管理费主要用于项目的立项、评审、验收等工作。项目经费必须专款专用，不得挪作他用。

第六章　项目验收

第十四条　建设期满需要接受验收。验收的主要内容：

1. 建设目标和任务的实现情况；

2. 取得的标志性成果以及经验分析；

3. 项目管理情况；

4. 资金使用情况。

第十五条　项目验收由学校教指委组织实施，学校教指委聘请有关专家对项目进行评审与验收。对未达到验收要求的项目，取消其质量工程项目的资格并按有关规定严肃处理。

第七章　附则

第十六条　国家级和自治区级质量工程项目的管理适用本办法。

第十七条　本办法发布前已经启动实施的项目按本办法执行。

第十八条　本办法自颁布之日起施行，本办法由教务处负责解释。

广西中医药大学本科生学业导师实施方案（试行）

桂中医大教务〔2021〕46 号

为深化本科人才培养模式改革，提高本科人才教育质量，发挥教师在人才培养中的主导作用，创设师生学习、科研和生活经验的互动空间，经研究，决定从 2020 级及部分高年级本科学生开始试行本科生学业导师制。具体实施方案如下：

一、导师类型

课程导师：由各学院承担教学工作的教师担任，主要指导从 2020 级开始各专业本科新生及部分高年级本科学生。

二、岗位职责与实施方法

（一）岗位职责

1. 引导学生建立专业认知。让学生了解本专业培养目标、培养规格、教学计划、经典等级考试、分阶段考试等和学生学习紧密相关的内容，提高学生专业学习兴趣与专业自信心。

2. 关心帮助学习困难的学生。对学习困难的学生给予更多的帮助和指导，帮助其制订科学合理的学习计划，落实学业帮扶措施。

3. 培养学生良好的学习习惯。引导学生树立正确的学习观念，掌握科学的学习方法和技能，引导学生学会自主学习，养成课外学习的良好习惯。

4. 为学生的个人发展规划提供建议。使学生明确学习和发展目标以及职业生涯目标，指导学生制订个人发展规划。

5. 培养学生的探究精神和科研能力。指导学生开展科研立项、创新创业训练、学科竞赛、论文写作等活动；鼓励学业导师将自己主持的科研课题介绍给学生，让学有余力的学生参与学业导师的科研工作，进一步提高学生创新素质、创造能力及创业意识。

6. 打造学生学习共同体。导师可将所带学生根据学生自身的特点组建学习兴趣小组，培养学生跨学科思维意识，探索学生应用性学习、整合性学习、高阶性学习的培养路径，开拓学生学习视野，提升学生就业能力。

7. 对被学籍警示学生进行学业帮扶。及时与被学籍警示学生谈话，帮助学生找出学业落后的具体原因；根据学生的实际情况，与学生共同制订学习计划；对受到学籍警示的学生持续跟踪，定期检查。

8. 整合课程教改班学生的学业导师，指导整合课程的专项学习。由基础医学院、瑞康临床医学院的整合课程教学团队共同承担。对学生开展整合课程教学改革的学习内容、学习方法等专项指导。

（二）师生关系确定方式

1. 各学院有意愿担任本科生指导教师的教师须填写《本科生学业导师申请表》，由所在部门对符合条件者进行审核，签署意见后将名单及申请表报送教务处备案。

2. 本方案从 2020 级本科生开始实施。各学院根据本院所管理的学生人数及导师申请人数分配导师带教名额。每位导师指导学生不能超过 6 人。指导人数不满 6 人的导师，可继续申请带教后续年级的学生，直到带教学生满 6 人为止。

3. 临床专业整合课程教改班的学业导师参照上述方式进行师生互选。整合课程导师每人带学生不能超过 3 人。

（三）指导方式

指导工作要求以线上线下相结合的方式完成。

1. 线上使用"树下 app（智慧树）"进行互动和交流，定期给学生推送与专业学习相关的图书、期刊、论文等，定期开展专题讨论、测试、签到等网上教学活动。开展网络互动的内容受校园网意识形态监管。

2. 线下包括早晚自习、讲座、座谈、科研指导、专题讨论会、个别或集中面谈、参观等多种形式。

3. 师生之间的线下指导应在校园内的教室、教研室、图书馆、食堂等公共场所，且同时有 2 名以上学生才可进行，指导活动受学生信息员监督。

4. 在线交流次数至少每 2 周 1 次，每学期和学生的面对面指导不少于 4 次，其中学业辅导不少于 2 次。

5. 整合课程教改班的线下交流次数，要求每 2 周不少于 1 次。

（四）工作量核算方式

1. 本科生学业指导教师工作按 5 学时 /（生·年）计算，年终计入非课堂教学工作量。

2. 整合课程教改班学业指导教师工作量按 3 学时 /（生·次）计算。

瑞康临床医学院整合课程导师的工作量参照绩效考核标准以课酬形式发放。

（五）考核方式

考核由教务处组织，各学院负责执行。依据师生网络互动记录，及学生评价导师情况综合考核。考核结果作为岗位聘任和教学类评优的重要依据之一。

三、导师遴选条件

1. 思想政治条件：坚持党的四项基本原则，忠于党的教育事业；具有较高的政治素质、较深厚的专业知识和专业学习指导能力；热爱学生、诲人不倦、敬业奉献、言传身教，真正成为学生的良师益友。

2. 职称学历条件：中级及以上职称，或硕士研究生及以上学历；承担或参加校级以上科研或教改课题者优先。

3. 要熟悉学校本科生专业人才培养计划，了解学校和学院的各项教学管理规章制度。

4. 受过校级及以上处分或年度考核不合格者，本科生学业导师停止 1 年聘用，以学校正式公文为准。

附件

广西中医药大学本科生学业导师申请表

姓名		性别		出生年月	
专业			最高学历		
职称 / 职务		毕业学校		毕业时间	
E-mail		QQ		联系电话	
研究方向					
个人简介					
指导意向（学生专业、人数）					
学院审核意见					

学院（盖章）
年　月　日

广西中医药大学普通本科毕业生学士学位授予实施细则

（桂中医大教务〔2017〕54 号）

根据《中华人民共和国学位授予条例》《中华人民共和国学位条例暂行实施办法》和《普通高等学校学生管理规定》（教育部第 41 号令），结合我校具体情况，特制定本实施细则。

第一条　凡具有学籍的本科生，坚持四项基本原则，热爱祖国，遵纪守法，具有良好的思想品德和职业道德；修完本专业人才培养方案规定的各门课程和各项教学环节，达到毕业要求，成绩优良，较好地掌握了本学科的基础理论、专门知识和基本技术，并具有从事科学研究工作或负担专门技术工作的初步能力的，授予学士学位。

第二条　有以下情况之一者，不能授予学士学位：

（1）在专业学习年限内，必修课（除实践教学类课程）平均学分绩点未达到 2.0（不含 2.0）者。

（2）中医学（对外中医班）、护理学（英语班）本科专业毕业生全国大学英语四级考试成绩（简称 CET4）未达到 425 分者。

（3）考核（包括考试、考查、测验）作弊（含协同作弊）者。

（4）在校期间受纪律处分，尚未撤销者。

第三条　学士学位授予类别。

根据《普通高等学校本科专业目录》学科门类授予学士学位。

第四条　因考试作弊不能获得学士学位，如具备下列条件之一者，可以向学校学位委员会提出申请，由学位委员会审议，是否授予学士学位。

（1）必修课（除实践教学类课程）平均学分绩点在 3.0 以上（包括 3.0）。

（2）受考试作弊处分后在校期间获得校级或校级以上三好学生者。

（3）受考试作弊处分后在校期间参加学科竞赛（个人项目）获得自治区级一等奖以上奖励者（除英语、体育、文艺类外）。学科竞赛级别由教务处审核认定。

第五条　学士学位补授。

（1）毕业 3 年内的学生，因大学英语成绩未合格未获得学士学位的，参加国家级或国际级英语等级考试，成绩合格者，可向学校学位委员会申请补授相应学科门类的学士学位。

（2）学生毕业离校时因必修课（除实践教学类课程）学分绩点未达到 2.0 未获得学士学位，离校后在所申请学位学科领域内担任副主任（副科级）及以上职务，并在期刊杂志上公开发表专业学术论文 2 篇（含）以上者，可向学校学位委员会申请补授相应学科门类的学士学位证书。

（3）补授学士学位的必须在每年 5 月向学校教务处提出申请，逾期不再受理。

第六条 附则。

本细则自颁布之日起执行，过去印发的有关规定，与此相矛盾的，按本规定执行。本细则解释权归学校学位委员会所有。

广西中医药大学专业建设评估办法（试行）

（桂中医大教务〔2015〕149 号）

为深入贯彻党的十八大及十八届三中全会精神，落实国家和自治区中长期教育改革和发展规划纲要，加强学校专业建设，促进学校专业建设的发展，提高学校知识创新水平和人才培养质量，规范教学管理，提高学生满意度，形成专业建设的良性竞争机制，实现学校各专业的自我评估，最终提高全校的教学水平和教学质量，特制定本办法。

一、指导思想与目的

专业是高校办学的基本单位，是实现人力培养、科学研究、社会服务和文化传承创新四大功能的重要载体。专业建设的水平、质量决定着学校的整体办学水平、学术地位和社会剩余，加强专业建设是引领和促进学校专业内涵建设的重要保障。

指导思想：强化专业内涵建设，突出各专业自我评估主体，分类实施，注重长效机制，提高知识创新水平和人才培养质量。

主要目的：检验学校各专业建设的水平和成效；促进各专业认清自身发展的优势与不足，强化内涵建设，提高教学质量保障能力和水平；引导学校各专业办出特色、办出水平；形成以质量求生存、以服务求支持、以特色求发展的理念，提升学校各专业主动服务广西经济社会的注重创新、人才培养和社会服务能力。

二、评估原则

坚持分类指导、目标考核、动态管理，在建立可量化的评估指标的基础上公开、公正、公平地开展评估工作。

三、评估范围

学校获准教育部批复设立，3 年内招生 1 届以上的所有本科专业。

四、评估要求

专业和专业群评估分为达标评估、选优评估两类。

1. 达标评估。本科专业达标评估重点考核被评专业的人才培养目标定位、质量标准的简历和专业建设的成效等方面，尤其注重师资队伍建设及教师对教学工作的投入等方面的指标。评估结论分"达标""不达标"。

2. 选优评估。选优评估重点考核被评专业的质量及其质量保障、专业特色、教学效果等方面。通过评估的专业、专业群，结论为"优秀"。

（1）获得省部级以上教学质量工程项目立项建设的专业（包括重点专业、精品专业、优质专业和广西高校特色专业及课程一体化建设项目）无须参加达标评估，可直接申请选优评估。

（2）通过达标评估的专业，同时满足以下条件，可申报选优评估：至少有5届本科毕业生，毕业生就业率持续高于全区平均就业率。

（3）专业群评估。

（4）评估方式。

达标评估原则上由各专业自行组织，每2年开展1次，按照相应评估指标体系自主开展评估，评估结果报教务处备案。部分新专业和教育教学中问题较大的专业，由学校统一组织评估。

重点学科建设绩效评估及专业选优评估由教育厅组织或委托第三方评价机构组织实施，结论由教育厅公布，有效期5年，期间的第3年进行1次中期检查评估。

五、评估程序

评估工作包括专业自评、学校考察、专家进校考察、评估结论审批公布四个环节阶段。

专业自评。各专业按照学科建设、专业评估的相应指标体系，结合实际认真开展学科建设，专业建设自评工作。在此基础上完成相应的自评总结和状态数据表并提交教务处。

学校考察。学校根据各专业的自评总结和状态数据，对各专业建设的情况进行复核，对存在问题的建设点提出整改意见，并监督改进结果。形成学校的专业建设自评报告。

专家进校考察。专家组在审读各重点学科、专业、专业群自评报告的基础上，进校考察。通过查阅材料、个别访谈、座谈、考察设施、观摩课堂教学等形式，对专业教学情况做出客观公正评价，形成写实性的评估结论，明确该重点学科、专业建设的成绩、需要改进和必须整改的内容。

评估结论审批公布。专家评估意见经自治区教育厅审议批准后正式公布，行业主管院校的评估结果将通报其上级主管部门。

六、评估工作的组织

评估工作由学校教务处统一领导、部署，统筹协调全校各专业分类评估工作，制定评估总体方案及规划，指导监督评估工作，组织对评估专家的培训。专家队伍由熟悉学科建设和教学管理、评估工作的专家、被评学科、专业领域的一线教授、行业（企业）专家组成，根据需要适当聘请 1～2 名区外（外校）专家。主要负责对评估工作的指导、监督和对评估结论的认定等工作，并就评估中有争议的问题进行审核和仲裁。学校财务处、人事处、国资处等部门参与制定评估方案，对评估工作进行政策指导。

七、评估结论及使用

评估结论为"优秀"的专业，分别授予"广西中医药大学优秀重点学科""广西中医药大学优秀专业群"称号，有效期为 2 年。

评估结论将作为学校和学科建设、专业建设经费分配、招生计划安排、学科专业结构调整、教育教学改革项目立项等的依据。对于评估结论为"优秀"的专业，学校将给予通报表扬和奖励，并在后续建设过程中给予资金的倾斜支持；对于评估结论为"不合格"的学科或者"不达标"的专业应限期整改，限期整改后重新评估，对重新评估结论仍为"不合格"的学科，停止经费资助；对重新评估结论仍为"不达标"的专业，则停止该专业招生。

八、补充

本暂行办法的解释权归教务处所有，未尽事宜由教务处根据实践经验予以修订和完善。

附件 1

广西中医药大学本科专业达标评估指标体系

一级指标	二级指标	主要观测点	评估内容及指标
培养目标与培养方案（15分）	专业定位与人才培养目标（5分）	1. 专业定位和服务面向（2分） 2. 人才培养目标（2分） 3. 专业建设规划及实施方案（1分）	1. 根据社会及广西的实际需求和学校办学定位，有较明确的专业定位和服务面向。 2. 人才培养目标明确，制定科学合理且可核查的专业质量标准。 3. 专业建设思路清晰，有规划、有建设措施方案，体现校企（行业）实质性合作，并在教学过程得到落实
	培养方案（5分）	1. 制定专业培养方案的主要依据（2分） 2. 培养方案（3分）	1. 培养方案的制定要以社会需求调查为依据，遵循教育部或教指委建议的专业规范，并体现学校特点。 2. 培养方案符合培养目标的要求，体现学生德、智、体、美全面发展，有利于人文素质和科学素养的提高，有利于创新精神和实践能力的培养

续表

一级指标	二级指标	主要观测点	评估内容及指标
培养目标与培养方案（15分）	课程体系（5分）	1. 课程体系结构和学分（学时）分配（3分） 2. 课程开设情况（2分）	1. 课程体系结构合理，学分（学时）分配科学，体现以人为本、专业教学为重的原则。各类专业教育课程的总学分（学时）不低于专业总学分（学时）的80%。人文类专业实践教学占总学分（学时）不低于20%、理工农医艺术类专业实践教学占总学分（学时）不低于25%. 应用型本科高校专业的实践学时占总学分（学时）不低于30%。 2. 按照培养方案开设课程，培养方案中的专业选修课开出率≥90%
教师队伍（20分）	数量与结构（6分）	1. 专任教师总体情况（2分） 2. 兼职教师情况（1分） 2. 专业课和专业基础课主讲教师情况（3分）	1. 教师队伍整体结构基本合理：有该专业背景的专任教师数段不少于5人，高级职称教师不少于20%，正高职称至少1人；具有研究生学历的专任教师比例不小于30%。应用型本科高校"双师型"教师占专任教师的比例达到50%。 2. 聘用具有实践经验的专业技术人员担任兼职教师，开设讲座、指导毕业论文等，应用型本科高校不低于专任教师的25%。 3. 各门公共必修课程和专业基础课至少配备副高级以上职称专任教师2名，专业必修课至少配备副高职称1人，担任专业基础课、专业课的主讲教师90%以上具有讲师职称或硕士学位。应用型本科高校专业核心课程的教师须具有与专业相关的企业工作经历或实践经验
	教学工作（8分）	1. 师德修养（3分） 2. 师生互动（2分） 3. 主要教学环节的执行情况（3分）	1. 注重师德建设，教师遵守《高等学校教师职业道德规范》，认真履行岗位职责，无重大教学事故；遵守学术道德，无论文抄袭或学术造假等在学校或社会上造成负面影响的事件。 2. 注重与学生的互动，热心与学生交流，对学生的学习表现给予及时反馈，并能对学生未来职业计划给予指导；安排教师课外指导环节。 3. 大多数教师能按照教学要求，在教学准备、课堂教学、实验教学、课外辅导、作业批改和学业评价等教学环节中，认真完成教学任务，能基本保证教学质量，教学效果良好。副高级以上职称的专任教师均为本专业本科生授课
	科研情况（2分）	教师参与科研支撑教学（2分）	近3年，至少有60%的教师参与专业相关的科学研究并正式发表科研论文或者撰写咨询报告（被采纳）；有专业教师主持校级以上科研课题或横向科研课题；教师的科研活动在本科教学环书中发挥积极的作用
	培养培训（4分）	1. 师资建设规划（2分） 2. 教师职业发展（2分）	1. 专业师资建设有规划、有措施、有实效、有鼓励教师提高教学质量和业务水平的政策与措施；重视青年教师的培养。 2. 每年都有教师参加实践锻炼或短期进修学习1个月以上
基本教学条件及利用（10分）	实验室与实习基地（4分）	1. 实验室建设及实验管理人员配置（2分） 2. 实习基地建设及利用情况（2分）	1. 专业实验室建设有规划、有投入，场地和设备能基本满足专业培养计划的需求；有专门的实验管理人员，保证实验教学达到教学要求。 2. 长期稳定且符合专业培养目标的校外实习基地不少于2个，保持每年至少有1批学生在基地实习，为每届学生的实习提供较为充足的实习岗位

续表

一级指标	二级指标	主要观测点	评估内容及指标
基本教学条件及利用（10分）	图书资料（2分）	1. 专业图书资料的配性（1分）图书馆、阅览室 2. 提供的服务（1分）	1. 专业图节和期刊（包括电子资料）数量能满足专业教学要求，电子资料使用方便。 2. 图书馆和阅览室的服务能满足师生需求，周末和晚上图书馆、阅览室能保证开放
	教学经费（4分）	专业日常教学经费及专项建设经费（4分）	专业日常教学经费标准（注明其中实践环节的经费标准）能基本满足教学需求；提供专项经费进行专业建设，保证专业建设规划顺利实施。
专业教学（25分）	课程教学（6分）	1. 教学大纲、授课计划等基本教学文件（2分） 2. 专业教材选用及使用情况（1分） 3. 考试考核（3分）	1. 课程教学大纲、授课计划、教案（课件）等基本教学文件及课程考试试卷等教学文档资料齐全。 2. 教材选用合理、使用效果良好；有支持特色教材建设的措施和效果。考试考核管理严格、规范，评分公平、公正；注重学习过程考查和学生能力评价
	实践教学（7分）	1. 实验开设与实验实践内容（3分） 2. 实践教学大纲等基本教学文件（2分） 3. 专业实习实训开展情况（2分）	1. 按照培养方案开设实验实践课程，教学计划规定的实验、实训课开出率＞90%；开设的实验中包含有一定数量的设计性、综合性实验。 2. 实践教学大纲、实验指导书等基本教学文件及学生实验报告等教学文档资料齐全。 3. 实践教学计划严格执行，管理规范。 4. 专业实习实训配备专业实习指导教师，实习实训内容、时间及效果符合专业培养计划要求，学生有实习报告，指导教师有实习总结
	教学改革（6分）	1. 开展教学研究和教学改革情况（2分） 2. 教学方法和人才培养模式改革（2分） 3. 其他教学资源及利用（2分）	1. 近3年至少有80%的教师参与教学研究与改革，其中的一半教师正式发表教改论文；有教师主持校级以上教学改革或建设项目。 2. 重视改革教学方法与教学手段，合理使用多媒体教学技术并有较好的教学效果。应用型本科高校专业课程运用真实任务、真实案例教学率达到100%。形成了与专业培养目标相适应的人才培养模式；应用型本科高校专业人才培养模式体现校企合作。 3. 努力丰富专业教学资源，如构建信息化平台、建设网络课程、聘请外教、使用原版教材、开设双语课程等
	毕业设计（论文）（6分）	1. 毕业设计（论文）选题（1分） 2. 毕业设计（论文）指导（3分） 3. 毕业设计（论文）完成质量（2分）	1. 毕业设计（论文）选题结合生产和社会实际，体现综合训练要求，工作量与难易程度适宜。 2. 一位教师指导学生人数一般不超过8人，有指导记录，有检查落实。 3. 50%以上的毕业设计（论文）在实验、实习、工程实践和社会实践中完成。 4. 毕业设计（论文）撰写、答辩规范，质量基本合格

续表

一级指标	二级指标	主要观测点	评估内容及指标
教学管理（14分）	组织机构及规章制度（4分）	1. 教学管理机构及人员（2分） 2. 教学管理规章制度及专业教学文件的知晓程度与执行状况（2分）	1. 学校制定明确的教学管理机构及人员编制计划，人员足额配置，职责明确，管理运行顺畅。 2. 学校教学管理制度齐全。 3. 专业制定具有针对性的管理办法、质量标准和实施细则。 4. 通过多种形式向师生介绍各类教学管理制度和办法，教学运行过程中各类原始记录基本齐全
	学生服务（5分）	学生的专业学习指导、职业生涯指导、就业指导、创业教育指导（5分）	1. 在新生入学教育中开设专业介绍课。 2. 开设有职业生涯规划、就业指导课程和创业教育课程。 3. 有就业指导、创业教育指导服务基地或平台，为学生提供就业指导和创业指导服务
	质量监控（5分）	1. 教学质量的检查、评价、反馈、改进机制（3分） 2. 专业质量报告制度（2分）	1. 建立专业教学质量检查、评价、反馈与改进制度与机制，专业教学反馈与改进机制及时有效。 2. 开始发布专业质量报告
教学效果（16分）	学风（3分）	1. 学风建设载体建设情况（1分） 2. 学生遵守校纪校规、出勤情况（1分） 3. 参加专业理论学习之外的其他学习情况（1分）	1. 相关专业所在学院有学风建设载体，定期开展丰富多彩的学风建设活动，学生参与率不低于80%。 2. 多数学生遵守校纪校规，学生上课出勤率达到90%以上，多数学生坚持早（晚）自习。 3. 开展专业第二课堂实践教育，参加专业理论学习之外的学习项目的人数占总人数的20%以上
	人才培养目标的达成度（5分）	1. 学生思想道德素养（1分） 2. 学生的基本理论与基本技能（2分） 3. 学生的创新精神与实践能力（2分）	1. 学生思想道德素质较好，每年都有学生参加各类公益活动，参加各种志愿者行动的学生人数不少于25%。 2. 学生各类课程考试成绩分布正常（统计5门主要课程的补考率和重修率）。 3. 组织学生参加学科竞赛（如数学建模、电子设计、计算机、创新大赛、英语、艺术设计类大赛等）；学生参加创新创业活动、课外兴趣小组及教师科研学生人数不少于20%，有一定的创新精神与实践能力
	社会评价（4分）	1. 当年毕业生就业率（2分） 2. 社会评价（2分）	1. 当年毕业生就业率＞90%。 2. 近三年新生报到率＞90%，有对主要用人单位关于毕业生满意度的跟踪调查制度

续表

一级指标	二级指标	主要观测点	评估内容及指标
教学效果 （16分）	学生评价 （4分）	1. 在校生评价 （2分） 毕业生评价 （2分）	1. 开展在校生满意度调查，在校生对教学工作满意度＞80%。 2. 开展毕业生满意度调查，毕业生对教学工作满意度＞80%

说明：

1. 评估方案的选择及内涵界定遵循高等教育发展规律，参照《普通本科学校设置暂行规定》（教发〔2006〕18号）和《普通高等学校本科专业设置管理规定》（教高〔2012〕9号），充分考虑广西普通本科教育专业建设和改革的特点，体现社会发展对本科专业建设水平和人才培养的需求。

2. 本方案适用于全部普通本科专业，重点考核被评专业的人才培养目标定位、质量标准的建立和专业建设的成效等方面，尤其注重师资队伍建设及教师对教学工作的投入等方面的指标。通过达标评估的专业列为"达标专业"。

3. 本方案指标体系满分为100分。有一级指标6项，二级指标20项，观测点47个。不符合达标标准，相应观察点不得分。原则上总分＞80分且"教师队伍"项得分≥16分为通过达标。

附件2

广西中医药大学本科专业选优评估指标体系

一级指标	二级指标	主要观测点	参考分值	评估内容及指标
专业定位 （9分）	定位规划	定位规划	2	定位科学明确，主动服务区域（行业）经济社会发展符合学校发展的实际需要
		发展前景	3	专业建设优势明显，在人才培养、校企合作、服务广西产业或行业等方面颇具示范，在全区、全国有较大影响，发展前景好
	培养模式	培养目标	2	以社会需求为导向，以提高能力为重点，培养德智体全面发展的高素质专业人才
		人才培养	2	实施卓越人才教育培养计划，建立与有关部门、科研院校、行业企业联合培养人才创新机制
教师队伍 （18学分）	队伍结构	专任教师中具有硕士及以上学位	2	专任教师中具有硕士、博士学位的比例达到55%以上
		专任教师中具有高级专业技术职称教师比例	2	具有高级专业技术职称的教师比例达到50%以上
		有一定数量的具有行业经历的	2	行业经历是指专业教师在相关行业连续工作6个月以上，具备相关行业职业资格

续表

一级指标	二级指标	主要观测点	参考分值	评估内容及指标
教师队伍（18学分）	高水平教师	高层次教师	2	有省部级及以上人才称号和荣誉的教师，具体指优秀教师、先进工作者、劳动模范、"五一"劳动奖章、"百千万"人才、具有突出贡献奖的人员、享受国务院政府特殊津贴人员、优秀专家、教学名师奖获得者等
		教学团队	2	有获得省部级及以上团队建设项目，如优秀教学团队、创新团队、人才小高地等
		教学比赛	2	近3年，专业教师中参加省部级及以上教学比赛获得奖励的人≥5人次
	科研情况	科研项目	2	有省部级以上政府科研计划项目（不含教育厅一般项目）或大型企业横向科技协作项目（单项研究经费20万元以上），工作成效明显。年均进校科研经费≥30万元（经管文教类专业为7万元）
		发表论文	2	专业教师年人均以第一作者公开发表论文不少于1篇（艺术类专业教师发表作品等同论文）
		科研获奖	2	近2届评奖中，由专业教师主持的科研项目成果获得省部级以上二等奖项数≥1项（艺术类专业教师作品参加省部级以上展览获奖，等同于科研项目获奖）
教学条件和利用（10学分）	仪器设备	生均教学科研仪器设备值	2	生均教学科研仪器设备值理、工、农、医类专业不低于5000元，文、史、哲类专业不低于3000元，艺、体不低于4000元
	实验室与实习实训基地	重点实验室	2	有省部级及以上重点建设实验室≥1个
		示范性实践基地	2	有省部级及以上校外实践教育基地≥1个
	图书资料	生均专业纸质图书	2	生均专业纸质图书不低于100册
		电子数字图书	2	电子数字图书当量比重不低于60%
专业建设和教学改革（28学分）	课程建设	精品视频公开课	2	有省部级及以上精品视频公开课1门及以上
		精品资源共享课	2	有省部级及以上精品资源共享课1门及以上
		网络课程	1	网络公开课程门数占专业课程总门数不低于30%
		教材选用	2	主干课程使用优、新教材的比例≥50%
		教材建设	2	近3年有重点支持特色教材编写的规划和措施，专业教师以第一作者主编的教材获省部级及以上优秀教材奖励，或获得省部级规划教材立项

续表

一级指标	二级指标	主要观测点	参考分值	评估内容及指标
专业建设和教学改革（28学分）	实践教学	教学方法	2	积极改革教学方法与手段，成效显著专业必修课应用多媒体授课课时不低于15%，有一定数量自行研制开发的多媒体课件，教学效果好
		双语教学	1	使用双语授课课程占专业课程总门数的比例中，生物（信息）、技术、金融、法律等专业≥8%，其他专业≥4%
		实践教学内容和体系	2	实践教学内容与体系设计科学合理，符合培养目标要求，并有特色
		实验开出率	2	实验与实习实践开出率及课时达到培养方案要求的100%
		综合性、设计性实验课程	2	实验课程中，设计性、综合性、创新性实验项目占30%以上
		实验室开放	2	实验室开放数量多，设备利用率高，满足因材施教和学生课外科技活动的需要
	教学改革	教研教改项目	2	近3年专业教师主持的省部级及以上教研教改项目数≥4项
		教学成果	2	在近2届教学成果奖评选中，至少有1个项目获得过省级二等奖及以上（专业教师排名第1）
	国际化程度	国际交流	2	有国际教育交流和合作项目
		国际化人才培养	2	积极探索国际化人才培养模式，接收留学生学历教育，或组织学生境外实践、访学
质量保障（13学分）	专业负责人	专业负责人制	2	有明确的专业建设负责人，职位、责任与权力清楚、统一，真正发挥了作用
	质量监控体系	教学规章制度的建设与执行	2	制度健全，执行严格，效果显著
		质量监控	3	建立教学过程质量监控机制各主要教学环节有明确的质量要求，通过课程教学和评价方法促进达成培养目标；定期进行课程体系设置和教学质量的评价
	质量反馈	社会评价机制	3	具有比较完备的毕业生跟踪反馈体系和有高等教育系统以外有关各方参与的社会评价机制，对培养目标是否达成进行定期评价，评价的结果用于本专业系统和持续的质量改进
		毕业生反馈机制	3	具有比较完备的毕业生跟踪反馈体系，评价的结果用于本专业系统和持续的质量改进

续表

一级指标	二级指标	主要观测点	参考分值	评估内容及指标
教学效果（12学分）	人才培养	毕业率	2	近2届本专业学生按期毕业率95%以上
		学位率	2	近2届本专业学生按期授学位率95%以上
		升硕率	2	近两届本专业学生考研录取率25%以上
		获奖率	2	近3年本专业学生参加省部级及以上竞赛获奖率30%以上
	就业	就业率	2	近2届本专业学生就业率≥90%
		专业认可度	2	毕业班学生对本专业办学质量的整体评价好，毕业生满意度85%以上
专业	专业	专业特色、实施过程和效果	10	在实践培育和凝练出的专业特色及其效果说明（1000字以内）

说明：

1.评估方案的选择及内涵界定遵循高等教育发展规律，参照《普通高等学校本科教学工作水平评估方案（试行）》，充分考虑广西普通本科教育专业建设和改革的特点，并与高等学校教学质量和教学改革工程的实施相衔接，体现社会发展对本科专业建设水平和培养高素质人才的需求。

2.本方案重点考核被评专业的质量及其质量保障、专业特色和教学效果等方面。通过选优评估的专业授予"优秀专业"称号。

本方案指标体系满分为100分。有一级指标7项，二级指标18项，观测点44个。不符合标准要求，相应观察点不得分。总得分85分以上（含85分）的可申报优秀专业。

附件3

广西中医药大学本科专业群评估指标体系

一级指标	二级指标	主要观测点	参考分值	评估内容及指标
专业群构成	专业群结构	专业群涵盖面	2	专业群原则上涵盖3～5个专业，并有1～2个核心专业
		专业群构成	2	专业群构成符合学校专业建设发展规划，充分体现学校的特色与专业优势；专业群内核心专业对相关专业的引领辐射作用大，能带动其他专业办出特色
	专业定位与规划	专业定位	2	专业群各专业定位符合地方经济社会需求和学校办学定位，具有清晰的专业定位和服务面向
		专业规划	2	专业群建设思路清晰，有规划，有措施，具有完整的专业群管理体制机制

续表

一级指标	二级指标	主要观测点	参考分值	评估内容及指标
师资队伍 （18分）	师资队伍 数量	教师队伍整 体数量	2	专业群教师队伍数量充足，能够满足专业建设和课程教学需要，生师比达到教育部合格标准 [注1]
		"双师型" 教师	2	专业群师资队伍中有一定数量的"双师型"教师 [注2]
	师资队伍 结构	师资队伍 结构	4	专业群教学队伍的知识、职称、年龄、学历等结构合理，专任教师中具有研究生学历教师的比例≥60%
	师资队伍 培训	专业教师业 务培训	2	实施专业教师业务培训工作，近3年教师业务培训年人均≥24课时 [注3]
		教师实践 锻炼	2	加强教师实践锻炼，实施专业教师实践计划，教师实践能力得到明显提升
	师资队伍	专业带头人	2	核心专业带头人一般具有正高级职称，近3年获省级及以上的教学科研成果奖励、荣誉、人才称谓 [注4]，在核心期刊公开发表教改论文； 相关专业的带头人一般具有副高级职称，近3年获厅局级及以上的教学科研成果奖励、荣誉、人才称谓，公开发表教改论文
		教师整体 水平	4	专业群高级职称教师比例≥40%； 专业群教师积极从事教学改革与专业技术研究，近3年获省级及以上的科研成果奖励、高层次的荣誉、人才称谓≥5项（次）； 近两届获省级及以上教学成果奖； 近3年在核心期刊公开发表教改论文≥5篇
教学支持资源及有效利用 （10分）	实验室	实验室	2	建设支撑该专业教学的专业实验室，专业实验室利用效率高，每年该专业学生到该专业实验室实验的学生比例达到100%
	实习实训 基地	校内实习实 训基地	2	建立固定的校内实习实训基地（实验室），能够满足专业实习实训需要，每年该专业学生到基地进行实习实训的学生比例达到100%
		校外实习实 训基地	2	与行业企业共同建立稳固的校外实习实训基地，能满足学生实习实训需要，利用率高
	教学经费	教学经费	1	专业群日常教学经费满足专业建设与专业教学需要，专业生均经费达到全区的平均水平
	文献资料	文献资料	1	专业群文献资料（含纸质和电子）充足，资料使用率高

续表

一级指标	二级指标	主要观测点	参考分值	评估内容及指标
教学支持资源及有效利用（10分）	教学资源共享	资源建设	1	围绕专业群，以应用型为重点，建设涵盖教学设计、教学实施、教学评价的数字化专业教学资源；建设优秀的数字化媒体素材、教学案例等教学基本素材
		资源共享	1	以信息化为手段，将企业资源或校内实训基地资源引入教学；教学资源在专业群内共享程度高
教学改革（22分）	人才培养模式改革	人才培养模式	4	构建产教融合机制，深化校企合作的人才培养模式改革创新，学校、企业、行业、政府部门等共同制订专业人才培养方案，共同建立实习实训基地，共同开展人才培养工作
	理论课程体系	理论课程体系	4	紧紧围绕地方经济社会的人才需求，紧密结合核心岗位群，充分考虑学生专业发展，以专业群中核心课程群的建设来统领课程体系建设，与行业企业合作开发与设计课程，积极开发"模块化"课程，构建具有鲜明专业群特色的课程体系
	实践教学体系	专业实践教学学时比例	2	根据专业群共性需求和专门化（或个性化）的实践训练需求，科学设计实践教学体系；专业实践教学学时占总学时比例，人文社科类专业≥20%，理工农医类专业≥25%，师范类专业教育实习≥12周[注5]
	实践教学体系	实训项目和实习基地	2	优化和整合核心专业与相关专业实践教学资源，积极开发实训项目与一体化教学项目，具有一系列的实训项目并开展实训；注重教学过程和企业生产过程的紧密结合，建立校企合作共建实习实训基地
	教材体系	教材体系	2	重视特色教材建设工作，形成专业群内各专业相互渗透、共享开放的教材体系
		教材获奖	2	近5年内，获得省级及以上优秀教材奖
	教学方法改革	教学方法改革	2	注重教学方法的改革，能综合运用讲授、讨论、实践和自学、辅导等多种方法，培养学生的思考
		现代教育技术应用	2	教师能恰当地应用现代教育技术，效果显著
	国际教育化	国际化教育资源	1	国际化教育资源丰富
		学生交流	1	出国学习、实习情况（2%），有留学生（50人）

续表

一级指标	二级指标	主要观测点	参考分值	评估内容及指标
质量管理 （14分）	教学组织 管理	教学组织 管理	2	有健全的组织机构，成立专业群项目管理领导小组，统筹管理专业群建设工作，机构人员素质高
	建设进度	建设进度	2	专业群建设工作进度计划合理，各阶段任务明确、具体，符合项目建设要求，操作性强
	经费使用	经费使用	2	专业群专项建设资金使用符合规范，预算执行有力，资金使用效率高
	政策措施	政策措施	2	制订相关政策保障措施，建立项目绩效考核机制，执行有力，推动专业群建设工作效果显著
	质量管理与 监控	教学管理 制度	2	专业群教学管理制度及教学文件健全，执行有力
		专任教师授 课比例	1	专业群专任教师为本专业全日制本科生授课比例达到100%
		教学质量监 控体系	2	建立专业群教学质量监控体系，对专业群教学质量实施检查、评价和反馈，对存在问题制定相应整改措施，整改有实效
		年度质量 报告	1	每年编制发布专业群建设年度质量报告
学生发展 （18分）	招生	核心专业 第一志愿 录取率	3	核心专业第一志愿录取率达到100%
		其他专业 第一志愿 录取率	2	其他专业第一志愿录取率平均≥85%
	学生指导	学生指导专 门机构	3	建立学生指导专门机构，具有完善的学生学习指导、职业规划、就业（创业）培训、心理辅导等方面的措施并能够很好地执行落实
		学生活动 平台	2	为学生搭建良好的科技创新活动和社会实践平台，广大学生参与度高
	就业	专业群就 业率	4	专业群就业率≥90%
		核心专业 就业率	4	核心专业就业率≥95%
竞争力与 特色 （10分）	专业群 竞争力	专业优势	2	核心专业具有明显的行业优势或区位优势，与广西地方经济发展密切相关，能很好地服务于广西地方经济发展，尤其是支柱产业、重点产业、特色产业等； 核心专业人才培养模式改革力度大，产教深度融合，社会服务能力强
		专业声誉	1	专业群毕业生，用人单位评价高，核心专业社会声誉高、影响力大

续表

一级指标	二级指标	主要观测点	参考分值	评估内容及指标
竞争力与特色（10分）	专业群竞争力	专业的引领与辐射作用	1	核心专业在专业群内具有较强的引领与辐射作用，与群内其他专业之间具有相互依存与相互促进作用，以形成合力，有效促进了学校专业建设整体水平；对同类专业群建设具有推广意义
		学生评教	1	专业群学生评教平均分≥85分，核心专业学生评教平均分在90分以上
	专业群特色	专业群特色	5	专业群具有明显的特色，有标志性成果

　　说明：

　　1. 评估依据。本指标体系的选择及内涵界定遵循高等教育发展规律，参照教育部办公厅《关于开展普通高等学校本科教学工作合格评估的通知》（教高厅〔2011〕2号）、教育部关于印发《普通高等学校基本办学条件指标（试行）》的通知（教发〔2004〕2号）、教育部高等教育教学评估中心印发的《全国高校教学基本状态数据库数据内涵说明》（2014年1月）等，充分考虑广西普通本科教育专业建设和改革的特点，体现社会发展对本科专业群建设水平和人才培养的需求。

　　2. 指标体系适用范围。本指标体系适用于广西高校普通本科专业群。

　　3. 指标体系构成。本指标体系满分为100分，设置一级指标7个、二级指标27个、主要观测点47个。

　　4. 评分标准。各主要观测点的得分，依据指标内容的标准确定；除有特别说明者外，各指标内容原则上平均分配其所在主要观测点的分值；涉及专业群指标的，原则上取群内各专业平均值；专业群评估指标中的有关数据，除特殊说明外，一般统计最近3年的数据。

　　5. 评估结论及标准。评估结论分为四个等级：优秀、良好、合格、不合格。其标准如下：总分≥90分的，为优秀等级；80分≤总分＜90分的，为良好等级；60分≤总分＜80分的，为合格等级；达不到60分的，为不及格等级。评估结论为优秀等级的，授予"广西高校优秀专业群"称号。

　　6. 指标内容中的标注说明。

　　〔注1〕依据教育部教发〔2004〕2号（教育部关于印发《普通高等学校基本办学条件指标（试行）》的通知）。

　　合格的生师比应为综合、师范、民族院校：工科、农、林院校：医学院校：语文、财经、政法院校：体育院校：艺术院校＝18：18：16：18：11：11。

　　限制招生的生师比应为综合、师范、民族院校：工科、农、林院校：医学院校：语文、财经、政法院校：体育院校：艺术院校＝22：22：22：23：17：17。

　　〔注2〕双师型内涵，依据2014年1月教育部高等教育教学评估中心"全国高校教学基本状态数据库数据内涵说明"。

　　"双师型"教师：指高等学校中具有中级及以上教师职称，又具备下列条件之一的专业课教师：

　　（1）有本专业实际工作的中级及以上技术职称（含行业特许的资格证书、有专业资格或专业技能考评员资格者）。

　　（2）近5年中有2年以上（可累计计算）在企业第一线从事本专业实际工作的经历，或参加教育部组织的教师专业技能培训且获得合格证书，能全面指导学生专业实践实训活动。

　　（3）近5年主持（或主要参与）两项应用技术研究（或两项校内实践教学设施建设及提升技术水平的设计安装工作），成果已被企业（学校）使用，达到同行业（学校）中先进水平。

　　〔注3〕参照广西壮族自治区会计人员继续教育实施办法（2008年）中的每年培训学时。

　　〔注4〕教学科研成果奖：省级及以上教育教学研究和科学研究所获奖项。

　　人才称谓：教育部"长江学者"、全国高校"青年教师奖"获奖人选、国家杰出青年科学基金获得者、国家"百千万人才工程"人选、国家有突出贡献的科技人员、教育部新世纪优秀人才支持计划人选、国家高等学校教学名师奖获得者、享受国务院特殊津贴专家，自治区"十百千"人才工程人选，自治区优秀专家，自治区有突出贡献的科技人员，广西高校百名中青年学科带头人，自治区高等学校教学名师奖获得者等。

　　荣誉称号：全国劳动模范、全国优秀教师、全国先进工作者、全国模范教师、全国"五一"劳动奖章获得者、自治区优秀教师、自治区先进工作者等。

　　〔注5〕依据教高厅〔2011〕2号教育部办公厅关于开展普通高等学校本科教学工作合格评估的通知。

广西中医药大学本科毕业论文（设计）工作管理办法（修订）

桂中医大教务〔2017〕45 号

第一章　总则

第一条　毕业设计（论文）是教学计划规定的综合性实践教学环节，是培养大学生综合运用所学基础知识和基本理论、技能，进行科学研究基本训练，提高独立工作能力，达到培养目标的一个重要环节，也是对学生的毕业及学位资格认证的重要依据。为进一步提高我校本科生毕业设计（论文）水平，规范本科生毕业设计（论文）工作各环节，保证本科生毕业设计（论文）工作顺利进行，特制定本办法。

第二章　目的和要求

第二条　毕业设计（论文）的基本教学目的是培养学生综合运用所学知识和技能分析与解决实际问题的能力，增强实践能力和创新意识，形成严肃认真的科学态度和严谨求实的工作作风。

第三条　毕业设计（论文）的时间需要严格按照教学计划执行。

第四条　毕业设计（论文）应重视培养学生的创业意识和创新精神，并完成以下基本能力的培养。

（1）资料、信息的获取及分析、综合的能力。

（2）方案论证、分析比较的能力。

（3）实验、动手的能力。

（4）使用网络和计算机（包括索取信息、计算机绘图、数据处理、基本应用等）的能力。

（5）论文撰写、答辩的能力。

第五条　毕业设计（论文）工作应包括选题、开题、中期检查、论文撰写、评阅、相似性检测、答辩和成绩评定等环节。

第三章　组织管理

第六条　毕业论文工作，由分管教学工作的校长统一领导，实行分级管理，层层负责的办法。

（1）教务处宏观管理、协调、指导、监督毕业设计（论文）工作，制定相关文件和规定，进行毕业设计（论文）的考核、评估、总结，提出有关整改措施。

（2）教育评价与质量保障中心负责对毕业论文（设计）质量进行监控，包括选题质量、论文质量和组织管理等环节。

（3）各学院由一名分管教学的院长负责，统筹安排毕业设计（论文）工作，督促检查本学院毕业设计（论文）工作，发现问题及时与各方沟通协调。

（4）各专业成立毕业设计（论文）指导小组，由各学院牵头组建，其成员包括论文指导教师教研室主任、秘书、系主任、相关学科资深教授等，具体负责本专业的毕业设计（论文）指导。主要工作内容如下。

1. 拟订本科毕业实习计划，布置毕业论文任务。

2. 选配论文指导教师，审定毕业论文题目。

3. 组织人员督促检查毕业论文质量。

4. 组织毕业论文答辩资格审查、答辩、成绩评定。

5. 组织论文归档工作。

第四章　选题和开题

第七条　本校任职的教学、科研人员和校外科研、企业有关人员有权提出毕业设计（论文）课题。鼓励并提倡学生发挥主动性，提出自己的设想，在教师指导下共同商定课题。

第八条　毕业设计（论文）选题应遵循以下原则。

（1）选题必须符合本专业培养目标及教学基本要求，体现本专业基本教学内容，使学生受到全面综合训练。

（2）尽可能结合生产、科研任务或社会热点问题，符合经济建设和社会发展的需要，真题真做。

（3）应力求有益于学生综合运用所学的理论知识与技能，有利于学生独立工作能力、创新和创业能力的培养。

（4）难度和工作量要适当，课题名称应与内容相符，不能"大题目小内容"，应在教学计划规定的时间内，使学生在教师的指导下经过努力能够完成，能取得阶段性成果。

（5）毕业论文原则上为一人一题，每位学生应独立完成了一项毕业论文课题，多名学生共同参加一项大课题时，各自课题的名称与内容必须有所区别。

第九条　学生撰写开题报告，开题报告主要内容应涵盖选题的目的意义与立题依据、主要研究内容、实验设计方案、主要技术路线和预期结果、时间安排、经费预算情况、现有基础及可行性分析，并经2～3名专家论证，带教教师签署意见及二级学院审核通过后方可进行正式毕业设计（论文）工作。

第五章　毕业设计（论文）的指导

第十条　指导教师的条件。

（1）指导教师应由讲师以上（含讲师）或具有硕士学位以上的教师担任，初级职称的人员一般不单独指导毕业设计（论文），但可协助指导教师工作。指导教师由学科专业组安排，经系分管主任审批。

（2）学生在校外实习单位做毕业设计（论文），可采用合作指导的形式，由实习单位安排中级职称以上的科研人员、工程技术人员担任指导，但仍应有本专业校内读得以上的教师作协作帮导教师，掌握进度、要求，协调有关问题。

第十一条　指导教师的职责。

（1）指导教师应认真指导学生撰写和修改开题报告。

（2）重视对学生独立工作能力、分析解决问题的能力、创新创业能力的培养，以及设计思想和基本科学研究方法的指导。应注重因材施教，启发引导，充分调动学生的主动性、积极性和创造性。

（3）为人师表，教书育人，对学生严格要求，应始终坚持把对学生的培养放在第一位，避免出现重使用、轻培养的现象，对学生进行思想及职业道德教育，同时负责对学生进行考勤。

（4）指导教师有责任接受参与论文答辩的义务。

第十二条　指导教师的具体任务。

（1）指导学生选题。

（2）审定学生提交的开题报告。

（3）定期与学生进行讨论交流，进行答疑和指导，检查学生的工作进度和质量。

（4）指导学生正确撰写论文并认真批阅。加强对毕业设计（论文）报告撰写指导，规范实习报告内容，对报告中相关观点、评论等开展意识形态审查。

（5）毕业设计（论文）结束阶段，检查学生的工作完成情况，对学生进行答辩资格审查，根据学生的工作态度、工作能力、论文质量写出评语。

第十三条　指导人数与指导时间。

为确保毕业设计（论文）的质量，原则上每届每位教师指导学生人数不超过6人，特殊情况须申报教务处审批。指导教师每周必须定期对每位学生进行指导与检查。

第六章　中期检查

第十四条　为督促毕业设计（论文）工作按计划完成，并及时发现和解决毕业设计（论文）工作中出现的问题，各学院均应组织毕业设计中期检查。毕业设计（论文）中期检查工作由学院自行组织，由学院领导、指导教师组成专家组分专业进行检查。教务处将组织有关人员对学院毕业设计（论文）中期检查工作进行抽查。

第十五条　着重检查指导教师到岗情况，课题进行必需的条件是否具备，选题安排是否合理，毕业设计（论文）任务书是否下达给每一个学生，着重检查学风、工作进度、教师指导情况及毕业设计工作中存在的困难和问题。

第十六条　毕业设计（论文）中期检查方式有毕业设计（论文）现场抽查、实习中期检查等多种形式进行。

第七章　毕业设计（论文）的撰写

第十七条　学生要根据指导教师下达的任务书独立完成开题报告，3周内将开题报告提交给指导教师批阅。

第十八条　学生要树立正确的科学道德观，独立完成规定的工作任务，充分发挥主动性和创造性，实事求是，不弄虚作假，不抄袭别人的成果。引用他人的成果一定要有注释和说明，或在参考文献中体现。

第十九条　学生要努力学习，刻苦钻研，勇于创新，勤于实践，保证质量，按时完成任务书规定的要求。尊敬师长，团结互助，虚心接受教师及有关实验技术人员的指导和检查。参加实验研究类论文的学生须填写实验记录，定期向指导教师汇报毕业设计（论文）工作进度、工作设想。

第二十条　学生要按学校毕业论文的撰写格式与规范认真撰写毕业论文，完成毕业论文后，经指导教师同意（签字）确认后，方可提交答辩申请。

第二十一条　经指导教师审查后，论文不合格者，学生本人必须限期修改，修改合格后方可参加答辩，进入论文审阅程序。

第二十二条　学生的毕业设计（论文）需要经过评阅程序，经评审专家认定是符合答辩条件者方可以进行答辩。不符合答辩条件者不能进入答辩。

第二十三条　学生毕业论文必须经答辩后，方可给予评定成绩。

第八章　相似性检测

第二十四条　学生毕业设计（论文）完成后都必须完成论文相似性检测，经教务处认定合格后才可答辩。

第二十五条　检测程序。

（1）初检各专业学生按要求将毕业论文提交到所属学院，由所属学院统一检测。各学院将检测结果反馈给学生和指导教师，由指导教师指导学生进行修改。

（2）复检教务处在答辩前统一对全部本科毕业论文进行复检，检测结果文字总相似比小于30%（含30%）方可进入答辩环节。

第二十六条　检测标准与结果处理。

（1）全文总相似比小于30%（含30%）者，由指导导师结合检测结果，负责审查并认定学位论文内容中是否存在学术不端行为。根据认定结果，是否修改或直接通过检测由指导教师给出意见。

（2）全文总相似比大于30%者视为疑有抄袭行为，给予其修改机会，经再次检测（由学生个人自检）合格，提交定稿的毕业论文及合格检测报告经指导教师审核签字后方可参加答辩。

第二十七条　对检测结果的处理有异议者，可以向所在学院提出书面申诉，所在学院将结果上报至教务处。必要时教务处组织专家重新进行鉴定，并在5个工作日内做出回应。

第二十八条　论文相似性检测只是对本科生毕业论文学术不端行为的检测提供技术支持，其系统的检测结果只能作为初步认定，是否有非正常引用、抄袭等学术不端行为，还应由指导教师、评阅教师和答辩委员会做出评判。

第二十九条　学位论文存在抄袭、篡改、伪造等学术不端行为，情节严重的，或者参与代写、买卖论文的，按照《广西中医药大学关于处理学术不端行为实施细则（试行）》文件规定给予处分。

第九章　答辩

第三十条　学生毕业设计（论文）完成后都必须独立完成论文答辩，所有学生必须在校内参加答辩。

第三十一条　答辩前指导教师应对学生进行答辩资格审查。各学院要指定教师担任学生毕业设计（论文）的评阅人，对学生的毕业设计（论文）进行评阅。

第三十二条　各专业成立5人以上答辩委员会，设秘书1名。成员应由具有讲师以上职称并有较强的业务能力和工作能力的人员担任，可邀请校外同行专家学者参加毕业设计（论文）答辩工作。

第三十三条　答辩过程中，答辩小组秘书应做好记录，以供评定成绩时参考，同时做好相关资料的留存。

第三十四条　答辩程序。学生陈述5～10分钟；答辩小组提问题；学生回答问题；答辩小组评分。

第十章　成绩评定

第三十五条　毕业设计（论文）的成绩一般采用四级计分：优秀（85～100分）、良好（75～84分）、及格（60～74分）与不及格（59分及59分以下）。成绩由指导教师、评阅、答辩小组分别评定，论文评阅评分占 40%，答辩小组评分占 60%。

第三十六条　评分标准。

（1）优秀：能圆满完成论文设计时规定的任务，在某些方面有独特的见解与创新立论正确、内容完整，文字条理清楚，计算与分析论证可靠、严密，结论合理，说明书、图纸规范，质量高；完成的软硬件达到或高于规定的性能指标且文档齐全、规范，或成果对社会发展、经济建设具有指导意义，独立工作能力强，答辩时概念清楚，问题回答正确。

（2）良好：能完成论文设计时规定的任务立论正确、内容完整，文字条理清楚，计算与分析论证基本正确，结论合理，说明书、图纸符合规范，质量较高，完成的软硬件基本达到规定的性能指标且文档齐全、规范，或成果对社会发展、经济建设有一定的指导意义，有一定的独立工作能力，答辩时概念较清楚，能正确回答问题。

（3）及格：基本完成任务书规定的任务，论文质量一般，存在个别性错误说明书、图表（纸）不够完整；完成的软硬件性能较差，答辩时能回答主要问题，但有不确切之处或存在若干错误。

（4）不及格：未完成任务书规定的任务；设计（论文）有原则性错误说明书、图表（纸）质量较差或有抄袭现象；完成的软硬件性能差，答辩时概念不清楚。

各专业根据以上基本要求自行制定详细的评分标准。

第三十七条　毕业设计（论文）成绩在答辩全部结束后，经答辩委员会审定，学院分管领导批准。个别成绩评定超出控制比例的应说明原因，并经教务处许可。学校本科教学指导委员会可对其重点检查。

第十一章　奖励及其他

第三十八条　校优秀毕业设计（论文）评选。

各学院从每届毕业设计（论文）中推荐 3% 参加校优秀毕业设计（论文）评选。校优秀毕业设计（论文）除满足《广西中医药大学本科生毕业设计（论文）工作条例》中"优秀"成绩评分标准外，还要求有一定的创新性和实用价值。校优秀毕业设计（论文）由各学院提名并进行初评，填报《广西中医药大学＿＿＿届优秀毕业设计（论文）申报表》，会同学生毕业设计（论文）原件 1 份交教务处实习管理科。学校教务处将组织专家评审，并将优秀毕业设计（论文）整理成册，对获得优秀论文（设计）的学生和指导教师予以精神奖励。

第十二章　质量控制与检查

第三十九条　专业建设指导委员会对全校毕业设计（论文）工作进行抽检。抽检内容包括课题质量、毕业论文工作进度、教师指导情况、学生满意程度、学生出勤情况、答辩、成绩评定情况、论文水平与质量、存在问题等。

第四十条　各学院组织毕业设计（论文）工作阶段检查。毕业设计（论文）选题与毕业设计（论文）质量是检查重点，其他检查内容由各学院自行决定，并将检查结果与存在问题写成书面材料报教务处实习管理科备案。

第四十一条　指导教师对毕业生论文须进行日常检查，对存在的问题及时研究解决，定期督促学生填写指导记录表。

第四十二条　属于下列情况之一者，不能参加答辩：

（1）未完成论文计划任务书工作量二分之一者。

（2）论文存在较大错误，经指导教师指出仍未修改者。

（3）剽窃他人成果或直接抄袭他人成果者。

（4）缺勤达到毕业论文工作总天数四分之一者。

（5）论文相似性检测结果不合格者。

第四十三条　如果学生无故未能在规定时间内参加学院组织的论文答辩，则不再单独安排答辩。

第十三章　总结与档案管理

第四十四条　毕业论文结束后两周内，各学院要认真做好毕业论文工作总结，填写本科毕业论文质量分析表报送教务处。

第四十五条　学生毕业论文及相关材料由各学院统一保管，保存期限为5年，优秀毕业论文永久保存。毕业论文的电子版以学号、姓名为文件名，统一由各学院刻盘保存，交一份至教务处归档。

第四十六条　毕业论文一律左装订，按封面、题目、目录、中文摘要及关键词、英文摘要及关键词、正文、参考文献、致谢等顺序装订成册。

第四十七条　毕业论文资料袋一律采用《广西中医药大学毕业论文档案袋》，按照"开题报告、论文、论文答辩申请表、论文评阅评分表、答辩记录表、答辩评分表"的顺序依次归档。

第十四章　成果处理

第四十八条　毕业设计（论文）形成过程中所获的发明创造属于职务发明，发表论文作者单位为广西中医药大学，其知识产权均归属广西中医药大学。学生毕业论文成果转让按有关法规执行。教务处每学年汇编《广西中医药大学本科优秀毕业论文集》。

第十五章　指导教师教学工作量的确定

第四十九条　设计（论文）形式与指导性质。

（1）指导实验性设计（论文）主要是指指导教师指导学生在我校实验室完成实验性论文。

（2）指导调研性报告设计（论文）主要是指学生在我校教师指导下完成的调研性设计（论文）。

（3）协助指导论文主要是指学生在外校教师利用校外资源指导下完成设计（论文包括实验性和调研性论文），我校教师协助指导修改设计（论文）等工作。

第五十条　教学工作量计算方法。

（1）指导实验性设计（论文）以每名学生/每项课题计15课时。

（2）指导调研性报告设计（论文）以每名学生/每项课题计10课时。

（3）协助指导设计（论文）以每名学生/每项课题计4课时。

第十六章　毕业设计（论文）答辩工作量的确定

第五十一条　毕业设计（论文）答辩工作是一项综合工作，各学院要统筹安排组织设计（论文）评阅和答辩，要严格按照规定的程序高质量完成答辩工作。设计（论文）答辩工作计入教学工作量，每篇论文按照1课时计算。

第十七章　附则

第五十二条　各学院可根据本条例，结合具体情况，制订相应的实施细则。

第五十三条　本条例适用于学校非医学类本科专业学生。

第五十四条　本条例自发布之日起执行，解释权归学校教务处所有。

广西中医药大学教学质量监控体系及实施办法（试行）

桂中医大教师〔2015〕22号

教学质量是高等学校的生命线，是学校综合实力的反映。建立科学、规范的教学质量监控体系，是加强学校自我约束、增强自我发展能力的主要保证之一。为对教学质量实施有效的监督、检查、评估、指导，促进学校教学质量管理的科学化和规范化，提高人才培养质量，特制定本办法。

一、目标

构建内部质量保证与外部质量监控相统一的教学质量保障体系。建立和完善科学、合理、易于操作的评估指标体系及与之相应的管理、奖惩制度通过教学质量动态监控，促进学校合理、高效利用各种资源，适应社会环境变化，全面提升教学质量，推动教学建设和改革的不断深化，不断提高人才培养质量。教学质量监控的最终目的是培养具有创新精神的高素质人才。因此，教学质量监控的一切工作都应围绕培养学生成才开展。

二、原则

1. 坚持客观、公正、实事求是的原则。科学、合理地制订规章制度和教学质量评价指标体系，客观公正地反映教学工作现状，实事求是地评价教学质量。

2. 坚持定性与定量相结合的原则。在充分收集信息的基础上，采取定性评价与定量评价相结合的方法，以提高评价结果的可信度与有效度。

3. 坚持全面综合评价的原则。充分考虑到不同的评价主体，从不同层次、不同角度对教学质量进行综合评价，以提高评价的全面性。

三、内部教学质量保障实施途径与方法

构建"三层次、三主体、三环节"内部教育质量保证体系。从"学校、学院（教学部）、教研室"3 个层次及"教师、学生、管理人员"3 个主体，对"教师教学、学生学习、教学管理"3 个环节开展教师教学质量评价（评教）、学生学习质量评价（评学）、教学管理工作评价（评管）。

（一）内部教学质量保证组织机构与职能

内部教学质量保障实行"学校——学院（部）——教研室"三级管理，以教研室为基础、学院（部）为实施主体、教师与学生共同参与、校级为主导的管理。教研室作为最基层的教学单位，是实施教学质量监控最直接与最关键的组织。学院（部）作为实施教学及管理的实体，是实施教学质量监控最重要的组织，要认真开展教学状态和教学质量的监控和评价。校级教学质量监控部门负责对全校的教学状态和教学质量进行监控与评价，同时对学院（部）的监控、评价结果进行确认。

1. 教学指导委员会：从宏观上总体把握全校教学质量监控工作的方针、政策，保证质量监控工作的正常有效开展。

2. 教学督导组。

（1）对学校教学工作进行监督、检查、评估、指导，以保证国家有关教育的方针、政策法规的贯彻执行和教育目标的实现，保证学校教学工作的高质量完成。

（2）教学督导组依据《广西中医药大学教学督导工作条例》开展工作。

3. 教学质量监控部门：负责全校范围内的教学质量监控工作，保证质量监控工作的正常运转。

（1）对质量监控工作进行全面设计，建立健全全校性的教学质量监控保障体系；

（2）制订质量监控方面的各种规范性制度、质量标准和工作计划、实施性意见等文件制度；

（3）组织全校性的教学检查、评估、督导等工作；

（4）做好信息反馈工作，为领导决策提供依据；

（5）组织召开质量监控工作会议、座谈会，开展多层次的问卷调查等。

4. 学院（教学部）：负责本学院（部）教学质量的监控工作，保证教学质量监控工作的正常开展，主要包括以下几方面工作。

（1）贯彻落实学校教学质量监控体系，并建立健全本学院（部）的教学监控组织体系；

（2）制定本学院（部）教学质量监控工作计划、实施方案等；

（3）组织开展本学院（部）的教学检查、评估、督导等；

（4）严格执行听课制度，并督促、组织实施；

（5）建立和完善教学质量监控方面的档案管理工作；

（6）做好教学质量评价的汇总、统计、分析、备案、总结、上报、信息反馈等工作。

5. 教研室。

（1）根据学校、学院（部）有关教学质量监控制度、标准、规范，结合本教研室特点制定教学质量监控工作计划；

（2）落实教学过程各环节教学质量要求；

（3）强化师资队伍建设，严格培养青年教师；

（4）坚持教研室集体备课制度、试讲制度，切实加强课程建设；

（5）教研室管理依据《广西中医药大学教研室工作条例（试行）》进行。

（二）内部教学质量保证的内容

1. 教师教学：教师教学质量是监控的重点。要对教师的课前准备、课堂教学、实践教学、辅导答疑、作业批改、成绩考核等教学过程进行全面的监控，促进教学质量提高。

2. 学生学习：加强对学生学习过程的监控，重点对学生学习态度、学习方法、学习质量和学习纪律进行评价，促进学生学习质量的提高。

3. 教学管理：定期对学院的教学管理工件进行检查和评价，重点检查学院的教学质量、教学管理和教学基本建设情况，完善规范化管理。

4. 定期对教师、教学研究、专业、课程、教学基地等情况进行专项检查和评价，及时发现问题并查找原因，促进整改。

（三）内部教学质量监控的实施

学校内部教学质量监控的实施，主要采取教学检查与专项评估 2 种手段。

1. 教学检查：教学检查分为常规检查与专项检查两部分。常规检查以一个学期为周期，由学校职能部门、各学院（部）和教学督导组对全校教学运行状况、教学工作状态进行检查和评价，专项检查是围绕某项教学工作内容、某一教学环节进行检查和评价。

（1）常规检查。

①期初教学检查。开学第一周由有关职能部门和各学院（部）对开学准备情况、教学基本设施、教师和学生课堂教学常规执行情况等进行检查，并及时处理发现的问题。

②期中教学检查。每学期第8至第11周，学校职能部门和各学院（部）应组织开展期中教学检查，对学校教风、学风及教学管理情况进行全面的检查评价。

③期末教学检查。期末教学检查以考试组织和考风为重点，校领导、职能部门处级以上干部、教学督导工作小组会同各学院（部）领导进行巡考工作，对发现的问题及时解决和处理。期末还要进行考试质量评估，教师对必修课期末考试成绩和试卷进行质量分析，提出改进措施。教务处对全校的考试质量数据收集、统计、分析后完成考试质量报告。

④学期随机教学检查。教学督导员随机听课，对教师授课、学生学风情况进行督导和评价。教学职能部门管理人员应随机抽查或有针对性地进行检查评价。检查方式包括：各级领导听课；多种形式的教学观摩、示范教学等；同行专家听课，并填写《广西中医药大学教学质量评价表》；召开教师和学生座谈会，教师评学、评管理，学生评教、评管理。对教师和学生提出的问题及时予以回答，对教风、学风和管理中发现的问题要及时予以解决。

⑤学生学习质量检查。学生学习质量主要包括课堂学习质量、课外学习质量两个方面。课堂学习主要指学生在遵纪守时、听课、回答问题、课堂作业、实践操作等环节与教师讲授相互配合的一些学习活动。课外学生学习主要指课堂学习以外的包括与课外阅读、课外作业、预习、复习相关的一些学习活动。对学生学习质量的检查贯穿整个教学检查全过程。

（2）专项检查。

①学生评教。

时间：每学期第14至第17周。

形式：采用网络评教系统进行。

组织：教师教学发展中心于学期中期做好网上评教准备工作，制定好本学期评教评学计划，发至各学院。每学期第14周，各学院根据学校要求对教师、学生进行宣传动员，使师生了解评估指标内涵，认真客观对待评教工作，从而确保真实地反映教学状况。

网上评教数据处理：第17周至期末，教师教学发展中心负责处理数据。

评教结果公布：下学期开学初，根据权限设置，各级教学管理部门和教师、学生个人可在网上查询。

②教学与毕业实习检查。

教学与毕业实习检查原则上由各专业所在学院组织实施。非医学类专业的毕业实习检查重点放在毕业论文（设计）上，主要检查选题和毕业论文（设计）质量。

每年11～12月，对医学类学生进行毕业实习检查；每年3～4月，对非医学类学生进行毕业实习检查，毕业实习检查对毕业实习条件、教学基地带教质量、毕业实习质量等进行检查与评价。

每年6月，组织相关专业毕业生毕业考试，考试主要包括理论与技能操作等。

③本科毕业论文（设计）工作检查。

在本科毕业论文（设计）的中期或结束后，教务处组织专家组对有关学院的本科毕业论文（设计）工作进行指导，重点在指导教师质量、论文选题质量、论文质量和组织管理工作。

2. 专项评估。

（1）学生学习质量评估。

①学生学习质量评估在学校教学指导委员会指导下，由教师教学发展中心、学工处、教务处会同各学院组织实施。

②学生学习质量评估采取学生自我评价、教师评学、督导评学3种方式，其中学生自我评价、教师评学由各学院组织开展，督导评学由教师教学发展中心组织开展。

③评估依据《广西中医药大学教师评学办法》《广西中医药大学学生学习质量自主评价办法》开展。

（2）教研室评估。

①教研室评估在学校教学指导委员会指导下，由教务处、教师教学发展中心会同有关职能部门组织实施，各学院成立相应教研室评估领导小组。

②教研室评估主要采取自评、院评和校评三级程序。每学年组织1次评估。

③评估依据《广西中医药大学教研室教学工作评估方案》开展。

（3）专业评估。

①专业评估在学校教学指导委员会指导下，由教务处会同有关职能部门组织实施，各学院成立相应的专业评估领导小组。

②专业评估重点是新办专业的评估。

③专业评估采取自评、院评和校评三级程序。

④评估依据《广西中医药大学专业建设评估办法（试行）》开展。

（4）教学基地评估。

①教学基地评估在学校教学指导委员会指导下，由教务处会同有关职能部门，学院组织实施。

②评估依据《广西中医药大学教学基地（附属医院）评估指标体系与标准（试行）》开展。

（5）教学管理工作考核评价。

①教学管理工作考核评价在学校教学指导委员会指导下，由教师教学发展中心具体组织实施。

②教学管理工作考核评价，每年进行 1 次。

③评估采用《广西中医药大学教学管理工作考核与评价办法（试行）》开展。

四、外部教学质量监控实施途径与方法

包括政府及行业主管部门、社会公众（用人单位、学生家长、毕业生）、社会舆论与新闻媒体、社会中介机构 4 个方面。

（一）政府部门及行业主管部门的评估

政府部门及行业主管部门的评估包括本科教学工作水平评估、学科专业评估、课程评估、教材评估、实验室评估、实践教学基地评估等。

（二）社会公众（家长、毕业生、用人单位）评估

社会公众对我校人才培养质量的评估包括定期与毕业生及用人单位、学生家长、社会实践基地保持联系，征求他们对学校教学工作和毕业生质量的意见和建议，根据他们的建议修订教学计划和培养目标，建立新的人才培养标准。

（三）社会舆论和新闻媒体评估

社会舆论和新闻媒体评估包括加强与新闻媒体的联系，既通报学校的各种消息，又通过媒体及时了解社会各界对我校的评价，以推进教学质量提高。

（四）社会中介机构评估

社会中介机构评估指学校委托第三方独立调查机构开展毕业生社会需求与培养质量跟踪调查和评价。通过调查结果反馈人才培养质量和社会需求，帮助学校调整专业设置和招生规模，修改人才培养方案。

五、反馈

1. 教师教学发展中心、教务处根据各类检查、评价的具体要求，通过不同渠道及时、准确地将结果分级反馈给教学指导委员会、教学督导组、相关职能部门、学院、教研室或教师、学生，并作为教师晋级晋升、岗位聘任及师生评奖评优的重要参考依据。

2. 教学管理网提供网络评教评学结果查询，校领导可查询全校所有部门和个人的评价结果，各学院、部处领导可查询本部门全体教师的评价结果，教师可以查询本人的评价结果。

3. 学校教学指导委员会对教学质量监控过程中发现的重要问题进行研究，并向有关部门提出整改意见和建议。

4. 各职能部门和教学业务单位根据各类检查、评价结果和整改意见、建议，制定具体

的整改措施和方案，认真落实，并将整改和建设情况及时反馈给教师教学发展中心及教务处。

　　5.教师教学发展中心与教务处负责对各有关单位、部门的整改和建设情况组织验收。

广西中医药大学本科生导师制实施方案（摘要）

　　本科生导师制是深化本科人才培养模式改革、提高本科人才教育质量、提升本科创新人才培养能力、推动本科教育内涵式发展的重要举措。为积极探索本科生导师制，建构新型师生关系，发挥大学教师在人才培养中的主导作用，创设师生学习、科研和生活经验的互动空间，帮助大学生健康成长，实现创新型人才培养的制度化，我校决定在全校所有本科专业实施导师全程指导的本科生导师制，具体实施方案如下。

一、指导思想

　　全面贯彻党的教育方针，落实立德树人根本任务，不断深化教育综合改革，推进全员、全过程、全方位育人，构建高素质人才培养体系，加快推进一流本科教育建设，学校经研究决定，实施本科生导师制，特制定本方案。

二、组织领导

　　成立本科生导师工作领导小组，对本科生导师制统一指导。领导小组工作职责如下。
　　1.制定实施方案；
　　2.遴选、审核本科生导师名单；
　　3.指导督促导师开展工作，审核、评价导师带教质量。

三、导师遴选条件

　　1.思想政治条件：坚持党的四项基本原则，忠于党的教育事业；具有较高的政治素质、较深厚的专业知识和专业学习指导能力；热爱学生、诲人不倦、敬业奉献、言传身教，真正成为学生的良师益友。
　　2.职称学历条件：
　　（1）学业导师：中级及以上职称，或硕士研究生及以上学历；且承担或参加校级以上科研或教改课题。
　　（2）实习导师。
　　①医学类（含医技类）、护理类专业：对于在校外实习期间（3所直属附院除外）的实习生，要求中级及以上职称或具有3年及以上一线临床教育教学工作或带教经验的初级

职称。

②药学类、管理类（含工学类）专业：对于在校外实习期间（含 3 所直属附院）的实习生，要求中级及以上职称或具有 3 年及以上毕业实习或毕业论文（设计）带教经验初级职称。

四、导师类型及岗位职责要求

（一）学业导师

1. 导师类型。学业导师分基础导师和专业导师两类。

（1）基础导师由基础课程教师担任，负责指导学生基础课程学习的各种问题。四年制专业的基础导师在第 1 至第 3 个学期的任课教师中遴选；五年制专业的基础课程导师在第 1 至第 4 个学期的任课教师中遴选。

（2）专业导师由专业课程导师担任，负责指导学生专业课程学习的各种问题。四年制专业的专业导师在第 4 至第 6（或第 7）学期遴选。五年制专业的专业课教师在第 5 至第 8 学期的任课教师中遴选。

2. 岗位职责。

（1）引导学生建立专业认知。让学生了解本专业培养目标、培养规格、课程设置等和学生学习紧密相关的内容，提高学生专业学习兴趣与专业自信心。

（2）养成学生良好的学习习惯。根据学生的特点帮助其尽快适应大学的学习与生活，积极参与新生早晚自习的带班指导工作，引导学生树立正确的学习观念，掌握科学的学习方法和技能，引导学生学会学习，养成良好的学习习惯。

（3）指导学生制定个人发展规划。从学生发展的角度根据学生的实际情况有针对性地指导学生制定个人发展规划，明确学生学习和发展目标以及职业生涯规划，培养学生的专业学习能力、自主学习能力和终身学习能力。

（4）打造学生学习共同体。根据学生自身的特点组建学习兴趣小组，培养学生跨学科思维意识，探索学生应用性学习、整合性学习、高阶性学习的培养路径，开拓学生学习视野，提升学生就业能力。

（5）培养学生的探究精神和科研能力。指导学生开展科研立项、创新训练、学科竞赛等活动；鼓励学业导师将自己主持的科研课题介绍给学生，让学有余力的学生参与学业导师的科研工作，进一步提高学生创新素质、创造能力及创业意识。

（6）关心帮助学习困难学生。对学习困难的学生给予更多的帮助和指导，帮助其制订科学合理的学习计划，落实学业帮扶措施。

3. 带教学生数要求。带教 1 ~ 6 人，除在线交流外，每学期和学生的面对面指导不少于 4 次。

4.工作量核算。5学时/（生·年）。附属医院学业导师的工作量按实际带教学生数核算后，参照绩效考核标准以课酬形式发放。

（二）实习导师

1.岗位职责。

（1）认真研究毕业实习大纲，熟悉大纲内容，了解学生实习轮转计划，结合实习单位实际情况，密切跟实习生联系，跟踪督促实习教学进程，监督毕业实习是否按照实习大纲进行。

（2）对实习生在实习过程中的问题予以解答和指导。

2.带教人数要求。

（1）医学类（含医技类）、护理类实习导师：带教4～10人。

（2）药学类实习导师：带教6～12人。

（3）管理类（含工学类）实习导师：带教8～16人。

3.工作量核算：0.05学时/（生·周）。

五、指导方式

1.学业导师和学生须使用"学业导师app（超星学习通）"进行线上的互动和交流，定期给学生推送与专业学习相关的图书、期刊、论文等，定期开展专题讨论、测试、签到等网上活动。

2.指导方式灵活多样，包括早晚自习、网上互动交流、讲座、座谈、科研指导、专题讨论会、个别或集中面谈、参观访问等多种形式。

3.师生之间网络互动内容受校园网意识形态监管。

六、导师任用方式

采用自愿报名、公开选拔、正式聘用的方式执行。学校对符合条件的教职员工建立导师人才库，凡入选导师人才库的教师有义务指导学生。导师人才库每2年进行适当调整。导师采取本人申请公开选拔的方式，或者部门推荐和本科生领导小组邀请，以及外聘相结合的方式任用。导师制实行个人与导师相结合的办法。

七、师生关系的确定

1.导师填写《担任本科生学业导师申请表》，初步确定指导学生数，由所在部门对符合条件者进行审核，签署意见后将名单及申请表报送教务处备案。

2.导师选择以师生双向选择机制，学生所在学院在确定师生关系时，应全面衡量学生的能力并有教学管理方面的依据。

3. 四年制专业基础课程导师聘期 1 年半；专业导师聘期 1 年半至 2 年。五年制专业基础课程导师与专业课导师聘期均为 2 年。因病因事中途不能担任导师的，由本人提出申请，经本科生导师工作领导小组同意后停止本科生导师工作。即将退休（不满 1 个聘期）的教师可自愿加入此项工作。

4. 实习导师聘期 1 年。

八、考核与管理

1. 导师每年进行 1 次考评。导师的考核由教务处组织，导师所在学院依据师生网络互动记录，主要根据学生评价导师的情况，所指导学生的学习成绩，英语、计算机等级考试通过率，参加各种学习竞赛和科技活动的获奖情况和论文发表情况等方面进行考核。考核后将考评结果报本科生导师工作领导小组审定，考核结果作为岗位聘任和教学类评优的重要依据之一。

2. 每年召开 1 次工作会议，对本科生导师工作进行总结和表彰，导师所在学院不定期召开导师经验交流会。学生跟导师学习期间，有科研成果、发表论文、或参加学科竞赛获奖的，学校对带教导师和学生给予表彰。

九、附则

本办法由教务处负责解释。

"本科中药学类专业教学质量国家标准的研究与实践"
课题实施计划

本项目拟在原有项目《中药学特色专业及课程一体化建设》的基础上，结合《本科中药学类专业教学质量国家标准》在广西的实际应用，在培养中医药思维中引入壮瑶医药思维，形成独具特色的符合广西实际情况的新型中药学培养体系，对中药学专业人才培养方案、课程体系、教学大纲、教材、实践教学等进行改革深化，将新、旧教育范式融合起来，充分发挥新教育范式－学习范式的优势，弥补传统教学的不足，整体提高专业建设水平与质量。

一、研究目的

在现有中药学工作的基础条件上，以培养适应民族地区特点的高素质中药学专业人才为导向，加强中医药思维培养中融入壮瑶医药思维的培养，突出"以学生为中心"，进行教学范式革命，形成独具特色的符合广西实际情况的新型中药学培养体系，深化中药学专业人才培养模式的改革，提出加强和改进中药学专业建设的意见和建议，组建按国家标准进行教学改革的、以从事中医药（民族药）优秀人才培养为目标的"桂派神农卓越中药师班"，真正全面落实本科中药学类专业教学质量国家标准，不断推进中药学专业建设工作向前发展，培养更多高素质符合国家质量标准的中药人才，为广西努力建设世界一流的中药学科贡献力量。

二、研究内容

（1）拟组建"桂派神农卓越中药师班"。

拟组建按国家标准进行教学改革的以从事中医药（民族医药）优秀人才培养为目标的"桂派神农卓越中药师班"。

（2）实施本科生导师制。

本科生在培养学习过程中建立导师制，进行一对一指导，即教师负责 1～2 名学生进行个性化培养。

（3）突出地方特色人才培养，增强壮瑶药思维的培养。

利用第二课堂增加《临床中药（壮瑶药）学》《中药（壮瑶药）炮制学》及壮瑶医药相关课程的学习，安排课余时间在标本馆及药师山见习。此外在中药学专业人才培养中结合广西壮瑶药、海洋药特色优势，针对性增加壮瑶药、海洋中药学等特色课程，突出地方特色人才培养。

（4）教育范式 – 学习范式改革。

从教学目的、教学内容、教学手段、教学模式等方面对教育范式 – 学习范式改革进行改革，提高课堂教学效率及质量，提高人才培养质量。

（5）学生成绩评价方法改革。

采用形成性评价，进行多元化成绩评价，评估教学进程，及时了解学生学习进展情况，更客观地评价学生学习情况。

（6）教改效果评价。

对教改效果进行评价反馈。分为对学生的评价（通过测验、考试、就业率）、学生对改革的评价（通过问卷调查方式）、社会评价（通过问卷调查方式）。

三、研究方法

（1）组建"桂派神农卓越中药师班"。

为深化中药学专业人才培养改革、培养优秀中药人才，加强中药学专业的特色建设，拟组建按国家标准进行教学改革的以从事中医药（民族医药）优秀人才培养为目标的"桂派神农卓越中药师班"，真正全面落实本科中药学类专业教学质量国家标准，不断推进中药学专业建设工作向前发展，培养更多高素质符合国家质量标准的中药人才。为加强专业建设，制定了《中药学专业"桂派神农卓越中药师班"培养方案》及《广西中医药大学"桂派神农卓越中药师班"管理办法（试行）》。

（2）实施本科生导师制。

深化本科人才培养模式改革、提高本科人才教育质量、提升本科创新人才培养能力、推动本科教育内涵式发展，本科生在培养学习过程中实施导师全程指导的本科生导师制，对学生学习、成长进行一对一指导，即教师负责 1～2 名学生进行个性化培养，帮助学生健康成长，实现创新型人才培养。

（3）突出地方特色人才培养，增加壮瑶药思维的培养。

加强中医药思维学习的同时根据本科中药学类专业教学质量国家标准在广西的实行情况强化壮瑶医药思维的培养。利用第二课堂增加临床中药（壮瑶药）学、中药（壮瑶药）炮制学及壮瑶医药相关课程的学习，安排课余时间在标本馆及药师山见习。此外，在中药学专业人才培养中结合广西壮瑶药、海洋药特色优势，在中药学专业人才培养中增加特色必修课程壮医药学概论、壮药学课程，在限选课中增设壮药资源学、海洋中药学特色课程，突出地方特色人才培养。

（4）教育范式 – 学习范式改革。

以教育范式 – 学习范式为主，对教学和评价进行精心、科学的战略设计，从教学目的、教学内容、教学手段、教学模式等方面进行改革，体现以学生为中心的教学理念，提高课堂教学效率及质量，提高人才培养质量。

①将高阶学习能力作为主要培养目标。改变传统课堂以基础知识为主要教学内容的局面，教师应该对学生学习有更高要求，布置学生课前阅读和了解教材和相关材料，课堂以知识应用和问题分析为焦点，开展同伴学习和教学，营造学习环境使学生积极主动学习。通过参与团队的一系列活动，提升学生解决现实问题的能力和批判思维能力。

②完成师生传统角色的转变，共同构建新的学习环境。在课堂上，学生是信息加工的主体，是知识意义的主动建构者；教师是教学的组织者、指导者，是学生自主建构意义的帮助者、促进者，教师组织课堂讨论，激发学生思考，了解学习进度，与学生互相影响和鼓励。

③充分利用各类教学媒体和学习资源，增强学生主动学习意识和能力。教学媒体和各类资源是促进学生自主学习的认知工具与协作交流工具，教材不是学生唯一的知识来源，学生可以从多种学习对象和教学资源中学习知识。教学媒体不再只辅助教师教学，而是重点帮助学生自主学，使学生的主观能动性更强，知识来源渠道更丰富，知识更新快并更加贴合实际。

④注重对知识发现的引导、理解和思考。持教师为中心教学理念的教师会及时将知识

规划告知学生，而持学生为中心教学理念的教师会将知识规则的发现过程介绍给学生。教师必须集中更多时间和精力去从事那些有效果和有创造性的劳动，成为帮助发现矛盾论点而不是拿出现成真理的人。

⑤结合不同教学目标采用多元教学方法。在传授范式和学习范式之间建立过渡，将讲授、复述、操作与练习、示范、讨论、小组合作、引导式探索、契约、角色扮演、计划、探究、自我评价等12种教学方法连接融合，综合运用，根据不同的教学目标和内容采用多元的教学方法，确认学生在概念理解、知识应用和分析、能力提升等方面有所改善。此外，充分利用互联网优势，构建线上线下混合式课堂教学，结合BOPPPS等教学方法，提高课堂教学效率及质量。

评价战略设计，前期应进行访谈、量表测试与修订。分别针对学生和教师拟定前期访谈提纲，采用半结构化访谈方式调查制度设计与运作情况，对现行制度的看法、改革建议等内容的调查；根据访谈结果修订量表并测试，具体内容应包括以下7点：

A.制定清晰的课程要求和考核方式并向学生公开，使学生全面了解课程要求和目标。这是开展有效评价、制订教学计划和设计任务的基础。

B.课程开始前，对学生已经具备的知识和能力进行摸底，做到心中有数、调整有方。

C.在课程中注意收集学生的课堂学习证据，保证这些证据与课程学习目标相一致，以便评价活动能够与教学和学习相协调一致。

D.给学生布置考核任务要考虑其对学习者智力的挑战性，要平衡难度和广度。教师要为学生完成任务提供机会以及各种资源。

E.考虑到学生的多元化，保证课程和评价计划能兼顾不同层次和背景的学生，为学生展示学习成果提供多种机会和平台。

F.培养向学生传达或者与学生一起讨论任务标准的能力，使学生学会对照标准来评价自己完成任务的质量，帮助学生进行自评和互评。

G.依据既定标准做出评价并公开评判结果，反思自己对任务的评判，开诚布公地与其他教师讨论任务样本的质量或者特征。

（5）学生成绩评价方法改革。

采用形成性评价进行多元化成绩评价，评估教学进程，关注学生学习动态过程，及时了解学生学习进展情况，关注学生学习兴趣、学习态度、存在问题、活动参与程度等，在不断反馈和调整中不断改进调整教学方式、方法，帮助学生改进学习，促进学生发展，更客观地评价学生学习情况。

（6）教改效果评价。

对教改效果进行评价反馈。分为对学生的评价（通过测验、考试、就业率），学生对改革的评价（通过问卷调查方式），社会评价（通过问卷调查方式）。

项目实施计划

序号	时间	研究内容
1	2019.01 至 2019.06	拟组建"桂派神农卓越中药师班"
2	2019.01 至 2021.12	实施本科生导师制
3	2019.01 至 2021.12	通过第二课堂及人才培养方案修订进行地方特色人才培养
4	2019.01 至 2021.12	教学方法改革
5	2019.01 至 2021.12	学生成绩评价方法改革
6	2022.01 至 2022.06	教改效果评价

广西中医药大学中药学本科专业指导性培养计划（2021 版）

一、专业简介

中药学专业是我校办学历史最悠久的专业之一，1964 年开始中专层次教育，1975 年开设大专班，1977 年开始本科教育，1998 年获得硕士学位授予权。中药学专业是国家级特色专业建设点、自治区创新创业教育改革示范专业、广西一流本科专业建设点、我校的优势特色专业。本科中药学专业为广西本科第一批次招生录取专业，每年招生人数约 150 人。中药学科 2018 年获批自治区级一流学科。目前，有专任教师 100 多人，教学实验实训室面积约 15000m²，仪器设备总值近 5500 万元，实习基地 40 家。自开始本科教育以来，为适应时代发展、国家与地方对中药学专业人才的需求，立足广西、面向全国、辐射东盟，中药学专业服务于中医药民族医药事业及其大健康产业发展，服务于广西区域和国家经济社会发展，服务于中医药国际化的应用型高素质人才。中药学专业毕业生分布于全国及世界各地，绝大多数在广西企事业单位工作或自主创业，广西企事业单位中层以上领导多为我校中药学专业毕业生。目前，有厅级干部 3 人，享受国务院特殊津贴专家 3 人，中国十大杰出青年 1 人，首批新世纪"百千万人才工程"国家级人选 1 人，教育部长江学者特聘教授 1 人，八桂学者 1 人。

二、培养目标

本专业着重培养德智体美劳全面发展，具备良好的人文、科学和职业素养，较为系统的中药学基本理论、基本知识、基本技能，具有中医药思维和科学思维，并且掌握相应的科学方法与技术手段，具有一定的中医药文化知识和壮医药知识，具有自主学习和终身学习的能力，具有良好的中医药传承能力和服务社会能力，具有一定的创新、创业精神，能够在中药生产、检验、流通、药学服务、研究开发等领域从事标准化中药材生产与鉴定、中药炮制与制剂、中药质量与分析、中药经营与销售、中药药理与安全性评价、中药临床合理用药及中药新药研究与开发等方面工作的高素质应用型专门人才。

三、培养要求及实现路径

（一）培养要求

1. 思想品德与职业素质目标

（1）具有正确的世界观、人生观和价值观，具有爱国主义、集体主义精神，诚实守信，志愿为人类的健康工作服务。

（2）热爱中医药事业，弘扬中医药文化，熟知中药在"预防、治疗、康复、保健"一体化大健康医疗模式中的重要地位。

（3）形成依法工作的观念，能以国家各项医药管理法规和行业准则规范自己的职业行为。

（4）树立终身学习的理念，具有自主学习能力。

（5）具有实事求是的科学态度。

（6）具有批判性思维和创新精神。

（7）尊重他人，具有良好的团队合作精神。

（8）尊重生命，正视医学伦理，充分认知中药应用的终极目的是保障人类持续的健康。

（9）把运用中医药理论和技术发现、制造、合理使用中药作为自己的职业责任。

（10）重视用药对象的个人信仰、人文背景与价值观念的差异，能够充分考虑用药对象的利益并发挥中药的最大效益。

2. 知识目标

（1）掌握与中药学相关的自然科学、生命科学、人文社会科学的基本知识和科学方法，熟悉中华优秀传统文化的哲学、文学、史学等内容，能用于指导未来的学习和实践。

（2）熟悉中药学类专业的相关学科发展动态和前沿信息。

（3）掌握药事管理法律和法规，熟悉医药行业的发展方针、政策。

（4）掌握中医基础理论、中药基础理论和中药的临床应用。

（5）掌握中药药效物质基础及其作用机制的基本知识，了解其对中药研究、生产及质量评价的意义。

（6）掌握中药生产过程、中药检验及质量评价的基本理论和基础知识。

（7）掌握药学服务的基本知识，熟悉药学服务的基本内容。

（8）熟悉中药储藏、保管、养护的基本知识。

（9）熟悉壮医药基本理论和常用壮药的基本知识。

3. 技能目标

（1）具有运用综合理论知识解决中药生产与应用中实际问题的能力，以及运用现代科学技术与方法进行科学研究的基本能力。

（2）具有利用图书资料和现代信息技术获取国内外新知识、新信息的能力，具有阅读中医药传统文献和使用一门外语阅读相关文献的能力。

（3）具有运用中医药思维，在临床上安全、合理用药的理论与实践能力。

（4）具有从事中药生产工作的基本能力。

（5）具有正确评价中药质量的基本能力。

（6）具有从事药学服务工作的基本能力。

（7）具有运用现代科学技术与方法进行中药学科学研究的基本能力。

（8）具有与用药对象、医药行业人员进行交流沟通的能力，具有团结协作的能力。

（二）目标培养要求实现途径

目标培养要求与实现路径

	培养要求	实现路径
思想道德与职业素质目标	具有正确的世界观、人生观和价值观，具有爱国主义、集体主义精神，诚实守信，志愿为人类的健康工作服务	通过新生入学专业思想教育，开设军事理论、军事技能、形势与政策、思想道德修养与法律基础、中国近现代史纲要、毛泽东思想和中国特色社会主义理论体系概论、马克思主义基本原理、大学生心理健康教育、中药学导论等课程，相关网络课程及内容；教师提供的和学生自己通过图书馆、网络获取的学习资源
	热爱中医药事业，弘扬中医药文化，熟知中药在"预防、治疗、康复、保健"一体化大健康医疗模式中的重要地位	通过新生入学专业思想教育，开设中药学导论、中医学基础（含中诊）、临床中药学、方剂学、中国传统文化与中医、本草典籍选读、药事管理与法规等课程，相关网络课程及内容；专题讲座、学科竞赛、志愿者服务等第二课堂；教师提供的和学生自己通过图书馆、网络获取的学习资源
	形成依法工作的观念，能以国家各项医药管理法规和行业准则规范自己的职业行为	开设大学生职业生涯规划与就业指导、大学生心理健康教育、中药学导论、药事管理与法规、中药新产品设计与标准等课程，相关网络课程及内容；教师提供的和学生自己通过图书馆、网络获取的学习资源
	树立终身学习的理念，具有自主学习能力	开设大学生职业生涯规划与就业指导、大学生心理健康教育、中药学导论、药学文献检索、大学英语、药学专业英语、计算机应用基础等课程，相关网络课程及内容；教师提供的和学生自己通过图书馆、网络获取的学习资源
	具有实事求是的科学态度	开设临床中药学、中药鉴定学、药用植物学、中药药理学、中药化学、中药炮制学、中药药剂学、中药分析、中药商品学、中药新产品设计与标准等课程，相关网络课程及内容；教师提供的和学生自己通过图书馆、网络获取的学习资源

续表

	培养要求	实现路径
思想道德与职业素质目标	具有批判性思维和创新精神	开设中药学导论、中医学基础（含中诊）、临床中药学、方剂学、本草典籍选读、中药鉴定学、中药化学、中药炮制学、中药药剂学、科研设计与论文写作、创新创业教育等课程，相关网络课程及内容；教师提供的和学生自己通过图书馆、网络获取的学习资源
	尊重他人，具有良好的团队合作精神	开设思想道德修养与法律基础、大学生心理健康教育、大学生职业生涯规划与就业指导、创新创业教育等课程；相关网络课程及内容；学习研究社团、暑期社会实践等第二课堂；暑期岗位实习、毕业实习等实践；教师提供的和学生自己通过图书馆、网络获取的学习资源
	尊重生命，正视医学伦理，充分认知中药应用的终极目的是保障人类持续的健康	开设中医学基础（含中诊）、临床中药学、药物代谢动力学、实验动物学、中药药理学、中西药物配伍与合理应用、药事管理与法规、中药学综合知识与技能等课程，相关网络课程及内容；教师提供的和学生自己通过图书馆、网络获取的学习资源
	把运用中医药理论和技术发现、制造、合理使用中药作为自己的职业责任	通过新生入学专业思想教育，开设思想道德修养与法律基础、大学生心理健康教育、大学生职业生涯规划与就业指导、创新创业教育、中药学导论、中医学基础（含中诊）、临床中药学、中药药剂学、中西药物配伍与合理应用等课程，相关网络课程及内容；学习研究社团、暑期社会实践等第二课堂；暑期岗位实习、毕业实习等实践；教师提供的和学生自己通过图书馆、网络获取的学习资源
	重视用药对象的个人信仰、人文背景与价值观念的差异，能够充分考虑用药对象的利益并发挥中药的最大效益	开设思想道德修养与法律基础、大学生心理健康教育、中药学导论、中医学基础（含中诊）、临床中药学、中药药剂学、中西药物配伍与合理应用等课程，相关网络课程及内容；教师提供的和学生自己通过图书馆、网络获取的学习资源
知识目标	掌握与中药学相关的数学、物理学、化学、生命科学、行为科学和社会科学等基础知识和科学方法，并能用于指导未来的学习和药学实践	开设高等数学、物理学、无机化学、有机化学、生物化学、物理化学、分析化学、人体系统解剖学、生理学、药理学、组织学与胚胎学、病理学、医学免疫学与微生物学等课程；相关网络课程及内容；专题讲座、学科竞赛、志愿者服务等第二课堂；教师提供的和学生自己通过图书馆、网络获取的学习资源
	熟悉中药学类专业的相关学科发展动态和前沿信息	通过新生入学专业思想教育，开设中药学导论、药事管理与法规、临床中药学、药学文献检索、科研设计与论文写作、海洋中药学、中药资源学、广西常见中草药、中药商品学等课程；相关网络课程及内容；专题讲座、学科竞赛、志愿者服务等第二课堂；教师提供的和学生自己通过图书馆、网络获取的学习资源
	掌握药事管理法律和法规，熟悉医药行业的发展方针、政策	通过新生入学专业思想教育，开设药事管理与法规、临床中药学、中药药剂学、中药商品学、中药新产品设计与标准等课程；相关网络课程及内容；专题讲座、学科竞赛、志愿者服务等第二课堂；教师提供的和学生自己通过图书馆、网络获取的学习资源

续表

	培养要求	实现路径
知识目标	掌握中医基础理论、中药基础理论和中药的临床应用	开设中药学导论、中医学基础（含中诊）、临床中药学、方剂学、药用植物学、本草典籍选读、药学文献检索、广西常见中草药、中成药学、中药学综合知识与技能等课程；相关网络课程及内容；专题讲座、学科竞赛、志愿者服务等第二课堂；教师提供的和学生自己通过图书馆、网络获取的学习资源
	掌握中药药效物质基础及其作用机制的基本知识，了解其对中药研究、生产及质量评价的意义	开设药理学、中药药理学、中药化学、中药炮制学、中药分析学、中药学综合知识与技能等课程，相关网络课程及内容；教师提供的和学生自己通过图书馆、网络获取的学习资源
	掌握中药生产过程、中药检验及质量评价的基本理论和基础知识	开设中药分析学、仪器分析、分析化学、中药药剂学、中药炮制学、中药鉴定学、中药商品学、中药养护学、中药新产品设计与标准、药事管理与法规等课程，相关网络课程及内容；教师提供的和学生自己通过图书馆、网络获取的学习资源
	掌握药学服务的基本知识，熟悉药学服务的基本内容	开设临床中药学、中药学综合知识与技能、临床药学概论、暑期岗位实习、实习前技能培训、毕业实习等课程，相关网络课程及内容；教师提供的和学生自己通过图书馆、网络获取的学习资源
	熟悉中药储藏、保管、养护的基本知识	开设中药养护学、中药鉴定学、中药药剂学、中药学综合知识与技能等课程，暑期岗位实习、毕业实习等实践，相关网络课程及内容；教师提供的和学生自己通过图书馆、网络获取的学习资源
	熟悉壮医药基本理论和常用壮药的基本知识	通过新生入学专业思想教育，开设中药学导论、壮医药学概论、壮药学、壮药资源学、中国传统文化与中医等课程；专题讲座、相关网络课程及内容；教师提供的和学生自己通过图书馆、网络获取的学习资源
技能目标	具有运用综合理论知识，解决中药生产与应用中实际问题的能力，以及运用现代科学技术与方法进行科学研究的基本能力	开设中药鉴定学、中药药理学、药理学、中药化学、药物化学、中药炮制学、中药药剂学、药剂学、中药分析学、药物分析、药学文献检索、数理统计、临床药学概论、中西药物配伍与合理应用、实验动物学、科研设计与论文写作等课程；相关网络课程及内容；学术报告、专题讲座、学习研究社团等第二课堂；专业技能竞赛、暑期岗位实习、综合实训、毕业实习等实践；教师提供的学习资源
	具有利用图书资料和现代信息技术获取国内外新知识、新信息的能力，具有阅读中医药传统文献和使用一门外语阅读相关文献的能力	通过开设药学文献检索、大学英语、药学专业英语等课程；相关网络课程及内容；教师提供的和学生自己通过图书馆、网络获取的学习资源

续表

	培养要求	实现路径
技能目标	具有运用中医药思维，在临床安全、合理用药的理论与实践能力	开设中药学导论、中医学基础（含中诊）、临床中药学、方剂学、本草典籍选读、药学文献检索、广西常见中草药、中成药学、中西药物配伍与合理应用等课程；相关网络课程及内容；专题讲座、学科竞赛、志愿者服务等第二课堂；教师提供的和学生自己通过图书馆、网络获取的学习资源
	具有从事中药生产工作的基本能力	开设中药分析学、仪器分析、分析化学、中药药剂学、中药炮制学、中药鉴定学、中药商品学、中药养护学、中药新产品设计与标准、药事管理与法规等课程，相关网络课程及内容；教师提供的和学生自己通过图书馆、网络获取的学习资源
	具有正确评价中药质量的基本能力	开设中药分析学、仪器分析、分析化学、中药药剂学、中药炮制学、中药鉴定学、中药商品学、药事管理与法规等课程，相关网络课程及内容；教师提供的和学生自己通过图书馆、网络获取的学习资源
	具有从事药学服务工作的基本能力	开设临床中药学、中药学综合知识与技能、临床药学概论等课程，相关网络课程及内容；暑期岗位实习、实习期技能培训、毕业实习等实践；教师提供的和学生自己通过图书馆、网络获取的学习资源
	具有运用现代科学技术与方法进行中药学科学研究的基本能力	开设中医学基础（含中诊）、临床中药学、中药药理学、药用植物学、中药鉴定学、中药化学、中药炮制学、中药药剂学、中药分析学、仪器分析、波谱分析、科研设计与论文写作、数理统计、实验动物学等课程；相关网络课程及内容；学术报告、专题讲座、学习研究社团等第二课堂；暑期岗位实习、综合实训、毕业实习等实践；教师提供的学习资源
	具有与用药对象、医药行业人员进行交流沟通的能力；具有团结协作的能力	开设临床中药学、中药学综合知识与技能、临床药学概论、医药市场营销学等课程，相关网络课程及内容暑期岗位实习、实习前技能培训、毕业实习等实践；第二课堂活动；教师提供的和学生自己通过图书馆、网络获取的学习资源

四、修业年限

学制 4 年，按照学年学分制管理。

五、主干学科与核心课程

主干学科：中药学、中医学、化学。

核心课程：生物化学、无机化学、有机化学、分析化学、物理化学、仪器分析、药理学、药用植物学、临床中药学、中药化学、中药药剂学、中药鉴定学、中药炮制学、中药药理学、中药分析学、药事管理与法规。

六、主要实践教学环节

1. 军事理论与技能：军事理论课 36 学时，军事技能训练 2 周。

2. 课程实验：含有课内实验的课程共 22 门，课内实验学时共 692 学时。

3. 课内见习：含有课内见习的课程共 6 门（含中药学导论、药用植物学），课内见习学时共 95 学时。具体安排见教学进程表。

4. 暑期岗位实习：第 6 学期末安排去企业单位进行岗位实习 2 周。到制药企业、药检所、医院药剂科、药物流通机构等单位实习，感知、认知中药的实际工作场景，提高操作能力。

5. 劳动课：课程设 3.5 学分 56 学时，每学期每周开课 0.5 学时。围绕创新创业，结合学科和专业积极开展实习实训、专业服务、社会实践、勤工助学等，重视新知识、新技术、新工艺、新方法应用，创造性地解决实际问题，使学生增强诚实劳动意识，积累职业经验，提升就业创业能力，树立正确择业观，具有到艰苦地区和行业工作的奋斗精神，懂得空谈误国、实干兴邦的深刻道理；培育公共服务意识，使学生具有面对重大疫情、灾害等危机主动作为的奉献精神。

6. 综合实训：综合实训 2 周，开展中药药剂、中药炮制、中药鉴定、中药化学、中药分析等专题实训。通过在中药药剂 GMP 车间、中药饮片炮制实训室、中药辨识馆等仿真的情境中，强化实践能力，培养综合运用中药学知识的能力。

7. 实习前技能培训：毕业实习前进行岗前培训 1 周，如对实习的规章制度、安全诚信、实习基地介绍、开题报告与毕业论文撰写、中药药理、分析检验、生产与制剂等方面进行专题培训，保证实习的顺利进行。

8. 毕业实习：毕业实习 26 周，其中 4 周为机动周。第 7 学期课程结束后安排毕业实习。开展毕业实习和毕业论文（设计）工作，毕业论文（设计）工作不少于 15 周，包括毕业论文（设计）的选题、开题、毕业实习与课题实施、撰写毕业论文等工作。一人一题，有专人带教，并有带教记录。毕业论文完成后，指导教师同意，学生提出答辩申请，经查重、盲审合格，可进行论文答辩。

9. 第二课堂：第 1 至第 6 学期利用假期及课外时间完成课外第二课堂学习。主要内容如下。

①科学研究：学生参与协助教师科研项目与实验、发表科技论文或创新创业实践活动。

②学科知识竞赛：学生课外参加各种学科知识和技能竞赛、数学建模比赛、英语竞赛、创业计划大赛和科技作品大赛等创新创业项目竞赛。

③校园文化活动：学生课外参加体育、演讲、辩论、书法、绘画、文艺演出等各类文娱活动或竞赛。

④社会实践、公益活动、学习讲座：学生课外参加各类社会实践、学习讲座。

七、教学实施

（一）市专业学生毕业应完成的课程学时学分计算表

课程学时学分计算表

课程类别		学分	学时				占总学分比 %
			理论	实践（实验+见习）	网络 *	合计	
必修课	通识课	48.5	588	124	64	712	24.25
	专业基础课	54	544	319	1	863	27.00
	专业课	47.5	488	264	8	752	23.75
	特色与创新创业课	3	48			48	1.50
	实践技能 军事理论与技能	4		80			2.00
	实践技能 综合实训	2		80			1.00
	实践技能 实习前技能培训	1		40			0.50
	实践技能 暑期岗位实习	2*		80*			
	实践技能 劳动课	3.5*					
	实践技能 毕业实习	22		1040*			11.00
	第二课堂 *	6*					
	必修合计	180					90.00
选修课	公共任选课 *	6*					
	限制性选修课	20					10.00
	限选合计	20					10.00
总计		200				2800	100.00
必修与选修学分比		9：1					

注：1. 综合实训、实习前技能培训、毕业实习等独立设置的实践课，每1周计40学时计1学分，打 * 号的内容不计入合计，不计算占比。

2. 具体课程设置见广西中医药大学 2020 级中药学本科专业（学制 4 年）指导性教学进程表。

（二）教学安排和时间分配

教学安排和时间分配表

单位：周

学年	入学、毕业教育	军训	教学（含实验、见习）	实习	考试	假期	合计	教学地点
一	1	2	31		4	14	52	学校本部
二			34		4	14	52	学校本部
三			34		4	14	52	学校本部
四	3		17	22	4	6	52	学校本部及各实习点
总计	4	2	116	22	16	48	208	

注：按周计算，4 年共 208 周。

（三）实践教学时间安排

实践课程学时分配表

实验					
开课学期	类别	实验名称	学分	实验内容	学时
1	思想道德修养和素质教育	思想道德修养与法律基础实践	0.75	思想道德修养与法律基础	12
1	化学	无机化学实验	1.00	无机化学	16
1	中药学	中药学导论实践	0.19	中药学导论	3
2	修养和素质教育	中国近现代史纲要实践	0.5	中国近现代史纲要	8
2	自然科学	计算机应用基础实验	1.25	计算机应用基础	20
2	自然科学	物理学实验	2.00	物理学	32
2	化学	有机化学（上）实验	2.50	有机化学（上）	40
3	修养和素质教育	毛泽东思想和中国特色社会主义理论体系概论实践	1.50	毛泽东思想和中国特色社会主义理论体系概论	24
3	自然科学	数理统计实验	1.00	数理统计	16
3	医学	生理学实验	1.00	生理学	16
3	化学	有机化学（下）实验	2.50	有机化学（下）	40
3	化学	分析化学实验	1.88	分析化学	30
4	修养和素质教育	马克思主义基本原理	0.50	马克思主义基本原理概论	8
4	医学	生物化学实验	1.00	生物化学	16
4	化学	物理化学实验	1.50	物理化学	24
4	化学	仪器分析实验	1.88	仪器分析	30
4	药学	药理学实验	1.50	药理学	24
4	药学	药学文献检索实验	1.00	药学文献检索	16
5	中药学	药用植物学实验	1.50	药用植物学	24
5	中药学	中药化学实验	3.00	中药化学	48
5	中药学	中药药理学实验	1.00	中药药理学	16
6	中药学	中药鉴定学实验	3.00	中药鉴定学	48
6	中药学	中药炮制学实验	2.50	中药炮制学	40

续表

实验					
开课学期	类别	实验名称	学分	实验内容	学时
6	中药学	中药药剂学实验	4.00	中药药剂学	64
7	中药学	中药分析学实验	2.50	中药分析学	40

实训				
开课学期	课程名称	学分	内容	学时
7	实习前技能培训	1	药学类专业技能岗前技能培训	1周
7	综合实训	2	中药药剂 GMP、中药炮制、中药鉴定、中药化学、中药分析	2周

见习（认知见习：课程见习、野外见习）				
开课学期	课程名称	学分	内容	学时
1	中药学导论	0.19	中药学感知见习	3
5	药用植物（野外）见习	1	野外认药	1周

岗位实习				
开课学期	课程名称	学分	内容	学时
6	岗位实习	2*	企业单位岗位实习	2周

毕业实习				
开课学期	课程名称	学分	内容	学时
8	毕业实习	22*	毕业论文及论文答辩	26周

第二课堂				
开课学期	课程名称	学分	内容	学时
1～6	第二课堂	4	创新创业、知识竞赛、科学研究、文化活动、社会实践	

注：教学进程表中，课程名称所规定的学分附有"*"标注的，表明要求学生应完成修读，但不收取相应的学分学费。

八、考核评价

（一）评价方式

学生的学习评价主要由形成性评价与终结性评价两部分组成。形成性评价的评价方式按照《广西中医药大学形成性评价实施细则》执行；终结性的评价方式可根据课程要求采取闭卷考试、开卷考试、文献综述等不同方式完成。

（二）评价要求

1. 课程（含综合实训、实习前技能培训）考核：形成性评价包括课前测试、实验报告、实验技能考核、课堂讨论和考勤等，考核结果作为形成性评价的组成部分，终结性评价为期末考试。二者的综合结果得出总评成绩。

2. 暑期岗位实习考核：形成性评价包括单位鉴定意见，终结性评价为见习报告。二者综合结果得出总评成绩。

3. 毕业实习考核：形成性评价包括毕业实习鉴定，终结性评价为毕业论文（设计）、答辩2个环节。二者综合结果得出总评成绩。

4. 公共选修课考核：公共选修课中，面授课程由任课教师设定考核方式，可采用课程论文、实地考察、讨论、考试、报告等多种形式取得考核结果。网络通识课必须通过网上课程测试的形式取得考核结果。

5. 第二课堂考核：按第二课堂管理相关规定完成。

6. 所有考核结果折算为学分，按《广西中医药大学学分制管理规定》执行。

九、毕业与学位授予

有正式学籍的学生，德、智、体、美、劳合格，取得本专业培养方案规定的全部必修课程的学分和限选课程的规定学分（本专业毕业总学分共为200分），完成暑期岗位实习2周，毕业实习26周，完成公共选修课和第二课堂要求学分，学生体质健康达标，准予毕业，颁发毕业证书；经审查符合《广西中医药大学普通本科毕业生学士学位授予实施细则》规定者，授予理学学士学位。

中药学专业"桂派神农卓越中药师班"培养方案

"桂派神农卓越中药师班"是我校经历了中药学专业认证之后，为了"以评促建""以评促改"，深化我校中药学专业人才培养改革、培养优秀中药人才的重要举措。"桂派神农卓越中药师班"以《本科中药学类专业教学质量国家标准》为指南，增加《临床中药（壮瑶药）学》《中药（壮瑶药）炮制学》及壮瑶医药相关课程的学习，树立"重传承、厚基础、强能力、有特色"的人才培养理念，着力培养学生良好的"辨、识、用、研、制、评"中药的能力。在中药学专业人才培养方案的基础上，修订"桂派神农卓越中药师班"培养方案。

一、专业培养目标与要求

【培养目标】

中药学专业"桂派神农卓越中药师班"培养具备良好的人文、科学和职业素养，扎实的中药学基本理论、基本知识、基本技能和中医药思维，具有一定的中医药文化知识和壮瑶医药知识，掌握相应的科学方法；具有自主学习和终身学习的能力；具有良好的中医药传承能力、创新创业能力、服务社会能力；能够在中药生产、检验、流通、药学服务和研究开发等领域从事标准化中药材生产与鉴定、中药炮制与制剂、中药质量与分析、中药药理与安全性评价、中药临床合理用药、中药经营与销售及中药新药研究与开发等方面工作的应用性创新型中药学专业人才。

【培养要求】

1. 思想品德与职业素质目标

（1）具有正确的世界观、人生观和价值观，具有爱国主义、集体主义精神，诚实守信，志愿为人类的健康工作服务。

（2）热爱中医药事业，弘扬中医药文化，熟知中药在"预防、治疗、康复、养生、保健"一体化大健康医疗模式中的重要地位。

（3）形成依法工作的观念，能以国家各项医药管理法规和行业准则规范自己的职业行为。

（4）树立终身学习的理念，具有自主学习能力。

（5）具有实事求是的科学态度。

（6）具有批判性思维和创新精神。

（7）尊重他人，具有良好的团队合作精神。

（8）尊重生命，正视医学伦理，充分认知中药应用的终极目的是保障人类持续的健康。

（9）把运用中医药理论和技术发现、制造、合理使用中药作为自己的职业责任。

（10）重视用药对象的个人信仰、人文背景与价值观念的差异，能够充分考虑用药对象的利益并发挥中药的最大效益。

2. 知识目标

（1）掌握与中药学相关的自然科学、生命科学、人文社会科学基本知识和科学方法，熟悉中华优秀传统文化的哲学、文学、史学等内容，能用于指导未来的学习和实践。

（2）掌握药事管理法律和法规，熟悉医药行业的发展方针、政策。

（3）掌握中医基础理论、中药药性理论和中药用药基本规律。

（4）掌握中药药效物质基础及其作用机制的基本知识，了解其对中药研究、生产及质量评价的意义。

（5）掌握中药生产过程、中药检验及质量评价的基本理论和基础知识。

（6）掌握药学服务的基本知识，熟悉药学服务的基本内容。

（7）熟悉中药学类专业的相关学科发展动态和前沿信息。

（8）熟悉中药储藏、保管、养护的基本知识。

（9）熟悉本草文献的基本知识。

（10）熟悉常用壮药、瑶药的基本知识和用药基本规律。

3. 能力目标

（1）具有运用综合理论知识，解决中药生产与应用中实际问题的基本能力，以及运用现代科学技术与方法进行科学研究的基本能力。

（2）具有利用图书资料和现代信息技术获取国内外新知识、新信息的能力，具有阅读中医药传统文献和使用一门外语阅读相关文献的能力。

（3）具有运用中医药思维表达、传承中药学理论与技术的能力。

（4）具有从事中药生产工作的基本能力。

（5）具有从事进行中药辨识、正确评价中药质量的基本能力。

（6）具有从事临床中药学服务工作的基本能力。

（7）具有运用现代科学技术与方法进行中药学科学研究的基本能力。

（8）具有与用药对象、医药行业人员进行交流沟通的能力，具有团结协作的能力。

二、修业年限

学制 4 年，按照学年学分制管理。

三、主干学科和主要课程

（1）主干学科：中药学、中医学、药学。

（2）核心课程：中医学基础（含中诊）、临床中药学、方剂学、药用植物学、中药化学、中药鉴定学、中药药剂学、中药炮制学、中药药理学、中药分析学、药事管理与法规。

（3）实践性教学环节：课程实验、见习、实训、毕业实习（含毕业设计）、第二课堂。

（4）主要专业实验：化学基础实验、自然科学与医学基础实验、药学基础实验、中药学专业实验。

四、课程设置

课程设置包含必修课、选修课、第二课堂、毕业实习共 4 部分。其中必修课包含公共课、专业基础课、专业课；选修课包含限制性选修课和公共选修课（含网络通识课）。

课程体系以"平台＋模块"的形式设置，分公共课、专业基础课、专业课三大平台。公共课平台有人文社会与自然科学 2 个模块；专业基础课平台有医学基础、化学基础和药学基础 3 个模块；专业课平台有中药学专业课程、特色课程 2 个模块。

　　针对人才培养的目标与要求，分别在公共必修课、公共选修课等通识教育中完成思想道德和身心健康的培养；在专业基础课、专业课程中完成知识目标的培养；在实践课中完成实践动手能力的培养；在第二课堂中完成学习能力和创新能力培养。

1. 思想道德、业务素质和身心健康的培养

　　思想道德、业务素质和身心健康的培养在通识教育中完成。

　　（1）公共课包括思想道德修养与法律基础、中国近现代史纲要、马克思主义基本原理、毛泽东思想和中国特色社会主义理论体系概论、大学生心理健康教育、计算机基础与应用、大学英语、体育、形势与政策、就业指导、创业教育、创新教育训练、安全教育、高等数学、数理统计、物理学等，共 45.5 学分。其中大学英语总学分 15 分，8 学分为必修，在第 1 学年修完；7 学分为限制性选修。公共体育总学分 4 学分（1 学分为 34 学时），总学时为 136 学时。其中第 1 学年必修 2 学分，每学期安排 34 学时；第 2 学年为限制性选修 2 学分，在课外活动体育科目中任选。要求修满 136 学时。限制性选修公共课要求修满 7 学分，公共选修课最低要修满 6 学分。

　　（2）思想道德教育、素质教育与专业相结合，具体在各门专业课中体现。

2. 知识目标培养

　　知识目标培养在专业知识教育中完成，主要设置专业基础课和专业课。

　　（1）专业基础课：专业基础课必修课分为医学基础课程、化学基础课程、药学基础课程共 43.6 学分。其中医学基础课程有中医学基础（含中诊）、人体系统解剖学、生理学、生物化学等；化学基础课程有无机化学、有机化学、分析化学、物理化学、仪器分析等；药学基础课程有中药学导论、药理学、药学文件检索、药用植物学等。

　　专业基础限制性选修课开设课程 9 门，要求至少修满 7 学分。

　　（2）专业课：专业必修课主要为中药学专业主干课程与特色课程，共 41.9 学分。其中中药学专业课程有临床中药学、方剂学、本草著作导读、中药化学、中药药理学、药事管理与法规、中药鉴定学、中药炮制学、中药药剂学、中药分析学等；特色课程有壮医药学概论、壮药学等。

　　专业限制性选修课开设课程 15 门，要求至少修满 13 学分。

3. 能力目标培养

　　能力目标培养在实践能力教育中完成，主要设置实验课、见习、实训、毕业实习。

　　（1）实验课为专业基础课和专业课中必修课程的实验部分，包括物理学实验、生理学实验、生物化学实验、化学基础实验 1- 无机化学、化学基础实验 2- 有机化学、化学基础实验 3- 分析化学、化学基础实验 4- 物理化学、仪器分析实验、药学基础实验 1- 药理学、药学基础实验 2- 药用植物学、中药化学实验、中药药理学实验、中药鉴定学实验、中药

炮制学实验、中药药剂学实验、中药分析学实验等共 16 门实验课，计 17.4 学分，583 学时。

（2）见习课包括药用植物学野外见习（采药）1 周 40 学时，计 1 学分；课内见习 8 学时。

（3）实训课包括实习前技能培训、综合实训。实习前技能培训为药学类专业岗前技能培训，课程安排 1 周计 1 学分；综合实训为模拟 GMP 等，课程安排 2 周计 2 学分。

（4）实习包括岗位实习、毕业实习。岗位实习 2 次，每次 2 周。毕业实习包括毕业设计、毕业论文及答辩。实习安排 21 周。

4. 学习能力和创新创业能力培养

学习能力和创新创业能力在通识课和第二课堂中完成。第二课堂必须在前 6 学期完成 6 个学分。具体学分取得途径参照《广西中医药大学第二课堂相关管理规定》执行。

中药学专业学生必修课程总学分为 140 学分，选修课为 35 学分，第二课堂为 10 学分，毕业生应修总学分为 190 学分，见习、实习前技能培训、综合实训和毕业实习等实践教学共 1000 学时。课程学时学分分布情况见下表。

课程设置表（教学时数、学分比例表）

课程分类		学分	学时				占总学分百分比（%）
			理论	实践	网络	合计	
必修课	公共课	45.5	522	110	205*	632	26.0
	专业基础课	43.6	536	332	31*	868	25.0
	专业课	41.9	547	281	20*	828	24.0
	实习前技能培训	1		1 周		40	0.6
	综合实训	2		2 周		80	1.05
	岗位实习	4*		4 周			
	毕业实习（周）	21*		21 周			
军事理论与技能		2		72*			1.05
必修合计		136				2448	77.7
选修课	限制性选修课	27				459	15.5
	公共选修课	6					3.4
第二课堂		6					3.4
合计		175				2907	
必修与限选比		3.4 : 1					

注：具体课程设置见《广西中医药大学中药学专业"桂派神农卓越中药师班"（学制 4 年）指导性教学进程表》。

* 见习、实习、实训、实习前技能培训 1 周计 40 学时。

5. 教学安排和时间分配

每学年教学安排和时间分配见下表。

教学安排和时间分配

学年	入学、毕业教育	军训	教学（含实验、见习、实训）	实习	考试	假期	合计	教学地点
一	1	2	31		4	14	52	学校本部
二			34		4	14	52	学校本部
三			34		4	14	52	学校本部
四	3		17	23	6	1	50	学校本部及各实习点
总计	4	2	116	23	16	43	206	

注：按周计算，4年共206周。

（1）理论教学环节：必修课、限制性选修课、公共选修课设置学分及时间安排见教学进程表（附件1、附件2）。

（2）实践教学环节

①军训：第1学期安排军训2周。

②实验课程：第1至第6学期必修课程中包含的实验课时，按对应课程所在学期安排为1个实验课单元，学分与课时比例为1：34，总共583学时。

③实训：第7学期期末安排实习前技能培训1周，综合实训2周。

④见习：包括课内见习和野外见习（采药）。课内见习包含药厂见习、靖西药市、玉林药市等。第5学期安排野外实习1周。具体见教学进程表。

⑤岗位实习：第4学期安排医院药剂科岗位实习2周，第6学期末安排企业单位岗位实习2周。

⑥毕业实习：第7学期结束后即安排毕业实习，过程分为毕业设计、撰写毕业论文、论文答辩3个阶段。

⑦第二课堂：第1至第6学期利用假期及课外时间完成课外第二课堂学习。主要内容如下。

科学研究：学生参与协助教师科研项目与实验、发表科技论文或创新创业实践活动。

学科知识竞赛：学生课外参加各种学科知识和技能竞赛，数学建模比赛、英语竞赛、创业计划大赛和科技作品大赛等创新创业项目竞赛。

校园文化活动：学生课外参加体育、演讲、辩论、书法、绘画、文艺演出等各类文娱活动或竞赛。

社会实践、公益活动、学习讲座：学生课外参加各类社会实践，学习讲座。

实践教学时间安排见下表。

实践课程学时分配表

实验					
开课学期	类别	实验名称	学分	实验内容	学时
1	化学	化学基础实验1	0.5	无机化学	17
2	医学	生理学实验	1.5	生理学	17
	自然	物理学实验		物理学	34
3	医学	生物化学实验	4	生物化学	17
	化学	化学基础实验2		有机化学	85
	化学	化学基础实验3		分析化学	34
4	化学	化学基础实验4	2.4	物理化学	24
	化学	仪器分析实验		仪器分析	34
	药学	药学基础实验1		药理学	24
5	药学	药学基础实验2	2.9	药用植物学	24
	药学	中药化学实验		中药化学	60
	药学	中药药理		中药药理学	17
6	药学	中药鉴定学实验	4.6	中药鉴定学	48
	药学	中药炮制实验		中药炮制学	40
	药学	中药药剂实验		中药药剂学	68
7	药学	中药分析实验	1.2	中药分析	40
实训					
开课学期	课程名称	学分	内容		学时
7	实习前技能培训	1	药学类专业技能岗前技能培训		1周
7	综合实训	2	中药药剂GMP、炮制GMP、药用植物、中药鉴定、壮瑶药识别		2周
见习（认知见习：课程见习、野外见习）					
开课学期	课程名称	学分	内容		学时
5	药用植物（野外）见习	1	野外认药		1周
6	课内见习		药厂见习、玉林药市		1周
岗位实习					
开课学期	课程名称	学分	内容		学时
4	岗位实习	2	医院药剂科岗位实习		2周
6	岗位实习	2	企业单位岗位实习		2周

续表

毕业实习				
开课学期	课程名称	学分	内容	学时
8	毕业实习	5*	毕业论文及论文答辩	21周

第二课堂				
开课学期	课程名称	学分	内容	学时
1～6	第二课堂	6	创新创业、知识竞赛、科学研究、文化活动、社会实践等	

6. 学习评价

学习评价由形成性评价与终结性评价两部分组成。按照《广西中医药大学形成性评价实施细则》执行。

理论课考核：采用形成性评价与终结性评价相结合的方式进行考核。理论课中包含课程实验、课内见习、实验报告、见习报告等考核结果纳入整门课程的考核体系，得出最终总评成绩。

实训课考核：指对实训过程进行考核。以实践操作、实训报告等形式完成。

岗位实习考核：指对实习过程进行考核。学生在单位实习完毕后，进行个人总结，实习结束时提交由实习单位加盖公章的实习鉴定。

毕业实习考核：毕业论文（设计）考核。由带教教师按优秀、良好、及格、不及格四级评定成绩。实习结束后返校，进行毕业论文答辩，答辩满分为100分（其中论文占60分，答辩占40分）。

公共选修课考核：公共选修课中，面授课程由任课教师设定考核方式，可采用课程论文、考试、报告等形式取得考核结果；网络通识课必须通过网上课程测试的形式取得考核结果。

第二课堂考核：由学工处、团委负责。

所有考核结果折算为学分，按《广西中医药大学学分制管理规定》执行。

7. 毕业、学位授予

取得本专业培养方案规定的全部必修课程的学分和限制性选修课程的规定学分（本专业毕业学分共为175学分）者，准予毕业，颁发毕业证书；经审查符合《广西中医药大学普通本科毕业生学士学位授予实施细则》规定者，授予理学学士学位。

广西中医药大学"桂派神农卓越中药师班"管理办法（试行）

开办"桂派神农卓越中药师班"是我校经历了中药学专业认证之后，为了"以评促建""以评促改"，深化我校中药学专业人才培养改革、培养优秀中药人才的重要举措，对于加强中药学专业的特色建设，打造重传承、厚基础、强能力、具有民族特色的中药学人才品牌具有十分重要的意义。同时，对于中医学专业、中药学专业齐头并进、共同发展，也具有非常重要的意义。

为了加强对"桂派神农卓越中药师班"的服务和管理，确保人才培养质量，特制定本办法。

一、分班与排课

1. 分班在中药学专业学生大一下学期结束前，采取自愿报名与择优选拔相结合的办法，从中药学专业学生中遴选 30 名品学兼优的学生组成"桂派神农卓越中药师班"。

2. "桂派神农卓越中药师班"单独编班排课。基本学制四年，施行学分制。

二、日常管理与教学

1. 班级管理："桂派神农卓越中药师班"的学生单独安排学生宿舍。日常管理由药学院负责，配备 1 名专职辅导员和 1 名班主任。在大二、大三学年实行动态管理，根据优胜劣汰与自愿原则可进可出，进出比例不超过班级人数的 3%。

2. 任课教师："桂派神农卓越中药师班"任课教师由教务处与课程承担学院共同确定，任课教师须具有副高以上职称、5 年以上教龄。

3. 教师职责：专业基础课与专业课任课教师除完成课堂教学外，还应指导学生进行课外学习，并按不低于课程总成绩的 10% 比例对课外学习情况进行考核评分。

4. 课酬专业：基础课与专业课课酬按普通本科课时课酬标准上浮 0.5 个档次发放。

三、学术导师遴选与配备

1. 学术导师遴选的基本条件：熟悉"桂派神农卓越中药师班"的人才培养目标、培养方案和教学计划；具有较丰富的教学经验和中药科研经验；爱岗敬业，热爱学生，品质优良；具有副高以上职称、作为课题负责人承担有省级及以上科研课题。

2. 学术导师配备从第 3 学年第 1 学期起为学生配备学术导师，1 名导师每年接收不超过 2 名学生。导师与学生进行双向选择后，由药学院、教务处审核同意，学校颁发聘书。

3. 学术导师职责：自觉遵守教师法，用科学的世界观、人生观、价值观引导教育学生，并在心理上给予一定的指导；指导学生进行课外学习、实习实训等，并安排学生参与科研项目，学生利用课余时间和寒暑假时间，参与到导师的科研项目中，从而培养学生的科研意识和科学精神。

4.学术导师待遇折算成课时发放导师津贴，指导1名学生40课时／学年，指导2名学生60课时／学年，并在职称评定、进修、访学等方面给予倾斜。

四、学生权利和义务

1.推荐免试研究生在第四学年秋季学期，对达到学校规定要求的学生推免给予倾斜，单独确定推免名额。

2.奖学金评定在奖学金的评定时给予倾斜，单独确定"桂派神农卓越中药师班"奖学金名额。

3.助学与助贫优先安排学生参加勤工助学，适当提高贫困补助比例。

4.学生享有参加学术活动、参与各级各类大学生创新创业项目和各类社会实践、各类专业知识与技能竞赛的优先权。

5.英语能力学生在第7学期末英语水平应达到大学英语四级合格水平。

6.完成"五个一创新能力培养计划"中的3项，即在学术导师的指导下：至少参与1项科研课题研究；至少参加1次大学生专业知识与技能竞赛；至少做1次专业知识讲座或学术报告；至少参加1次课外学术活动、社会实践或省级以上（含省级）学术会议；至少完成1篇学术论文，并署名前3的论文在核心期刊或更高档次期刊上公开发表。

五、附则

本办法由学校教务处负责解释。

广西中医药大学中药学专业"桂派神农卓越中药师班"本科教学进程表

广西中医药大学 2019 级中药学专业（学制 4 年）指导性教学进程（必修课部分）

修订时间：2019 年 4 月

课程平台	课程模块	考试性质	课程代码	课程名称	学分	学时数				各学期周学时分配							应修学分
						总计	讲课	实践	自学、网络、反转课堂	第1学年		第2学年		第3学年		第4学年	
										1学期	2学期	3学期	4学期	5学期	6学期	7学期	8学期
										17周	17周	17周	17周	17周	17周	17周	
公共课	人文社会与自然科学		BGXS01001	形势与政策	2	34	28		6	※	※	※	※	※	※	※	毕业实习 45.5
			BG0603009	思想品德修养与法律基础	3	51	34		17				2				
			BG0602004	中国近现代史纲要	2	34	24		10			1.5					
		★	BG0601003	马克思主义基本原理	3	51	34		17					2			
		★	BG0602007	毛泽东思想和中国特色社会主义理论体系概论	6	102	34		68				2				
			BG0102002	大学生心理健康教育	2	34	24		10	1.5							
			BG0801001	公共体育（一）	1	34		24	10	2							
			BG0801002	公共体育（二）	1	34		24	10		2						
			AQJY100001	安全教育	1.5	25	8	8	8	※	※	※	※	※	※	※	
			JY0101001	就业指导	1	17	17		17	0.5						0.5	
			CQJY100001	创业教育	1	34	4		30				*				
			CXJY000101	创新训练	1	34*	17*		17*						*		
			BG0901001	计算机应用基础	2.5	42	20	20	2			2.5					
		★	BG0701001	大学英语（一）	4	68	68			4							
		★	BG0701002	大学英语（二）	4	68	68				4						
			BJ0211001	数理统计	2.5	40	40					2.5					
		★	BJ0211009	高等数学	4	68	68			4							
		★	BJ0211013	物理学	3	51	51		0		3						
			BJ0211013S	物理学实验	1	34		34			2						
合计 19 门				小计	45.5	821	522	110	205	12	11	8.5	2	2	0	0.5	

续表

课程平台	课程模块	考试性质	课程代码	课程名称	学分	学时数				各学期周学时分配								应修学分
						总计	讲课	实践	自学、网络、反转课堂	第1学年		第2学年		第3学年		第4学年		
										1学期 17周	2学期 17周	3学期 17周	4学期 17周	5学期 17周	6学期 17周	7学期 17周	8学期	
专业基础课	医学基础	★	BJ0101019	中医学基础（含中诊）	3.5	59	56		3	3.5								
			BJ0107007	人体系统解剖学	2	34	34				2							
			BJ0109002	生理学	2	34	32		2			2						
			BJ0109002S	生理学实验	0.5	17		17				1						
		★	BJ0110002	生物化学	2	34	28		6				2					
			BJ0110002S	生物化学实验	0.5	17		17					1					
	化学基础	★	BJ0206005	无机化学	3	51	51			3								
			BJ0206005S	化学基础实验1	0.5	17		17		1								
		★	BJ0213003	有机化学	4.5	76	76				2.5	2						
			BJ0213003S	化学基础实验2	2.5	85		85			2.5	2.5						
		★	BJ0205001	分析化学	2.5	42	40		2			2.5						
			BJ0205001S	化学基础实验3	1	34		34				2						
		★	BJ0206004	物理化学	2.5	42	40		2				2.5					
			BJ0206004S	化学基础实验4	0.7	24		24					1.4					
		★	BJ0205003	仪器分析	4	68	60		8				4					
			BJ0205003S	仪器分析实验	1	34		34					2					
	药学基础		BJ0207031	中药学导论	1	17	15		2	1								
		★	BJ0212003	药理学	3	51	48		3				3					
			BJ0212003S	药学基础实验1	0.7	24		24					1.4					
			BJ0215001	药学文献检索	2	34	16	16	1				2					
		★	BJ0208002	药用植物学	2.5	42	40		2					2.5				
			BJ0208002S	药学基础实验2	0.7	24		24						1.4				
			BJ0208002Y	药用植物学野外（1周）	1	40		40						2.4				
合计23门				小计	43.6	900	536	332	31	8.5	7	12	19.3	6.3	0	0		毕业实习　43.6

续表

课程平台	课程模块	考试性质	课程代码	课程名称	学分	总计	讲课	实践	自学、网络、反转课堂	1学期(17周)	2学期(17周)	3学期(17周)	4学期(17周)	5学期(17周)	6学期(17周)	7学期(17周)	8学期	应修学分
专业课	中药学	★	BZ2070032	临床中药学	5	85	80		5		5							43.4
			BZ0103001	方剂学	3.5	59	57		2			3.5						
			BZ0207029	本草著作导读	2	34	32		2					1.5				
		★	BZ0214005	中药化学	3.5	59	56		3					3.5				
			BZ0214005S	中药化学实验	1.7	60		60						3.5				
		★	BZ0212001	中药药理学	2	34	33		1					2				
			BZ0212001S	中药药理学实验	0.5	17		17						1				
			BZ0202046	药事管理与法规	2	34	32		2					2				
		★	BZ0209001	中药鉴定学	3	51	48		3						3			
			BZ0209001S	中药鉴定学实验	1.4	48		48							2.8			
		★	BZ0217001	中药炮制学	3	51	48		3						3			
			BZ0217001S	中药炮制学实验	1.2	40		40							2.4			
		★	BZ0202005	中药药剂学	4	68	68								4			
			BZ0202005S	中药药剂学实验	2	68		68							4			
		★	BZ0204005	中药分析学	3.4	58	58									3.4		
			BZ0204005S	中药分析学实验	1.2	40		40								2.4		
	特色		BZ1301005	壮医药学概论	2	34	34							2				
			BJ1301008	壮药学	2	34	26	8							2			
				瑶医药学概论	1	17	15	2									1	
合计19门				小计	43.4	874	572	281	21	0	5	3.5	0	15.5	21.2	5.8		

（注：第3学年（5、6学期）及第4学年（7学期）含毕业实习）

续表

课程平台	课程模块	考试性质	课程代码	课程名称	学分	学时数				各学期周学时分配								应修学分
						总计	讲课	实践	自学、网络、反转课堂	第1学年		第2学年		第3学年		第4学年		
										1学期	2学期	3学期	4学期	5学期	6学期	7学期	8学期	
										17周	17周	17周	17周	17周	17周	17周		
			BGJS01001	军事理论与技能	2					2								毕业实习 5
			GWSX0903	岗位实习	4*			80*							*			
			F0009003	综合实训	2			80								2		
			F0009009	实习前技能培训	1			40								1		
			BYSX001	毕业实习（21周）	21*			840*										
合计				小计	5	0	0	120	0	2	0	0	0	0	0	3		
				必修课合计	137.5	2595	1630	843	256*	22.5	23	24	21.3	23.8	21.2	9.3	0	
				限选课合计	21.5	365.5				3.8	3.8	3.8	3.8	3.8	3.8	4.2		
				公共选修课	6	102*												
			D2DK0001	第二课堂	10	102*												
				总计	175	2838.5												

注：考试性质附有"★"标注的，该门课程为考试科目，无此标识的为考查科目。

广西中医药大学 2019 级中药学专业（学制 4 年）指导性教学进程（选修课部分）

修订时间：2019 年 4 月

课程类别	课程模块	考试性质	课程代码	课程名称	学分	学时数				各学期周学时分配								至少修够
						总计	讲课	实践	自学、网络、反转课堂	第1学年		第2学年		第3学年		第4学年		
										1学期	2学期	3学期	4学期	5学期	6学期	7学期	8学期	
										17周	17周	17周	17周	17周	17周	12周		
公共课	人文社会与自然科学		XG0801003	公共体育（三）	1	34		34			2							毕业实习 7
			XG0801004	公共体育（四）	1	34		34					2					
			XG0701003	大学英语（三）	3	51	51					3						
			XG0701004	大学英语（四）	3	51	51						3					
			XG0602002	科学技术哲学导论	2	34	32		2		2							

续表

课程类别	课程模块	考试性质	课程代码	课程名称	学分	学时数				各学期周学时分配								至少修够
										第1学年		第2学年		第3学年		第4学年		
						总计	讲课	实践	自学、网络、反转课堂	1学期	2学期	3学期	4学期	5学期	6学期	7学期	8学期	
										17周	17周	17周	17周	17周	17周	12周		
公共课	人文社会与自然科学		XG0601002	当代世界经济与政治	2	34	32		2		2							7
			合计6门	小计	12	238	166	68	4	0	2	7	5	0	0	0		
专业基础课	医学基础		XJ0108001	组织与胚胎学	1	17	16		1		1							3
			XJ0111002	医学微生物与免疫学	2	34	30	4				2						
			XJ0311002	病理学	2	34	32		2				2					
			XJ0104005	中医经典选读	2	34	32		2				2					
			XJ0212001	拉丁语	1.5	25	24		1	1.5								
			合计5门	小计	8.5	144	134	4	6	1.5	1	0	2	4	0	0		
			XZ0202005	中药商品学	2.5	42	40		2						2.5			17
			XZ0208001	中药资源学	2.5	42	32	8	2					2.5				
			XZ0204002	中药新产品设计与标准	2	34	24	8	2					2				
			XZ0202035	中药学综合知识与技能	1.5	25	24		1						1.5			
			XZ0208005	中药养护学	2	34	32		2						2			
				中药安全合理用药概述	1.5	25	24		1					1.5				
				中药调剂学	1.5	25	24		1						1.5			
	药学		XZ0215005	医药市场营销学	2.5	42	40		2			2.5						
			XZ0214001	药学专业英语	2	34	32		2				2					
			XZ0404010	临床药学概论	1.5	25	24		1			1.5						
			XZ0202036	药代动力学	2	34	28	4	2				2					
			XZ0208002	药用植物栽培学	2.5	42	32	8	2					2.5				
			XZ0214004	药物化学	2.5	42	40		2					2.5				

（第4学年7学期：毕业实习）

续表

课程类别	课程模块	考试性质	课程代码	课程名称	学分	学时数				各学期周学时分配								至少修够
						总计	讲课	实践	自学、网络、反转课堂	第1学年		第2学年		第3学年		第4学年		
										1学期	2学期	3学期	4学期	5学期	6学期	7学期	8学期	
										17周	17周	17周	17周	17周	17周	12周		
专业基础课	知识拓展		XZ0112020	实验动物学	2	34	32		2					2				
			XZ0214002	药物合成	2.5	42	40		2					2.5				
			XZ0214003	波谱分析	2	34	32		2						2			
			XZ0213001	药用高分子材料	2	34	34							2				
			XZ0208007	科研设计与论文写作	1.5	25	21		4						1.5			
	特色课程		XJ1301002	壮药资源学	1.5	25	24		1						1.5			
			XZ1301030	壮医方剂学	1.5	25	24		1							1.5		
				广西道地药材选讲	2	34	32		2					2				毕业实习 17
			合计21门	小计	41.5	699	635	28	36	0	0	0	6	10.5	17.5	7.5		
				总计	62	1081	935	100	46	1.5	3	7	13	14.5	17.5	7.5		

注：限制性选修课要求至少修够30学分

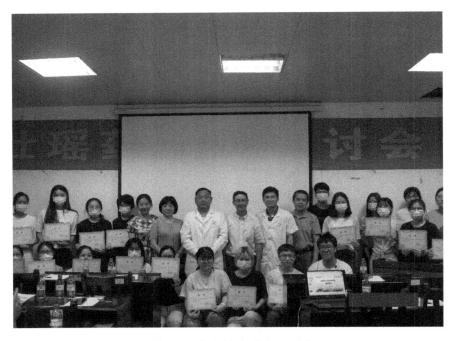

"桂派神农卓越中药师"班组

第五部分
研究探讨
与展望

一、基于教学质量国家标准的中药学类专业人才培养模式的初探

　　随着我国经济的快速发展，各行业对不同类型的人才需求不同，为了适应新形势下高等教育发展，2010 年 7 月，教育部发布了《国家中长期教育改革和发展规划纲要（2010—2020 年）》，这是我国自 21 世纪以来发布的第一个教育规划纲要，意味着国家对教育工作的重视踏上了新的征程。2013 年，教育部正式启动《普通高等学校本科专业类教学质量国家标准》的制定，经过 5 年的努力，2018 年 1 月国家出台了《普通高等学校本科专业类教学质量国家标准》，该标准涵盖了 92 个本科专业类、587 个专业，涉及全国高校 56000 多个专业点，成为指导我国高等教育建设与改革的基本纲领。

　　《普通高等学校专业类教学质量国家标准》的颁布，对我国高校的人才培养模式有了新的定义和特点。高等教育发展的现状和各高校之间的巨大发展差异，说明实施《普通高等学校专业类教学质量国家标准》的方法和措施还不够成熟。只有正视这种差异，采用多元化的视角和思维，才能从本科教育的相似性中发现高校的特点。以制定适合高校特色的校级本科专业教学质量标准，促进高校教学水平的不断提高。因此，如何结合本科专业教学质量标准构建有特色的人才培养体系，成为了高等教育事业面临的新挑战和问题。

　　人才培养模式主要的研究是解决培养什么样的人才和如何培养人才的问题，理想的医药人才培养模式应当要体现当代医药学科的发展趋势、现今社会对人才素质的基本要求，能反映举办学校的办学特色与优势，把知识传授、能力培养和素质提高融为一体。截至 2022 年 5 月 31 日，全国高等学校共计 3013 所，其中普通高等学校 2759 所，含本科院校 1270 所、高职（专科）院校 1489 所；成人高等学校 254 所。中药学是以中医药理论为指导，研究中药基本理论、资源利用、物质基础、作用机理、应用方式、质量控制、新药研发与生产、安全性与有效性评价、营销与管理等相关方面理论、技术、方法及应用的一门学科。我国目前共有医药类高校 164 所，其中本科 106 所，专科 58 所，其对于中药学类专业人才培养目标既要能体现当地区域人才市场需求的特点和学院的办学特色，又要具备一定理论基础和实操能力的高素质应用型人才。

　　（一）专业人才班培养模式

　　北京中医药大学培养具有北中医特色的专业型、应用型以及复合型人才，开办了卓越中药师班（4+2）和时珍国药班（4+4），进一步创新了中药学专业人才培养模式。卓越中药师班旨在培养具备全程化服务能力的中药学高级专业人才，能在医药领域从事临床合理用药指导与研究等工作的复合型人才。时珍国药班旨在培养掌握生命科学领域的先进技术

和方法，具有国际视野及高水平中医药研究能力，能在国内外中药教学、科研、生产、检验、流通及使用等领域从事相关工作的精英人才。

（二）"2+1+1"人才培养模式

湖南中医药大学将中药学专业的四年本科学习分为3个阶段，建立"2+1+1"人才培养新模式。第一阶段为一、二年级，执行统一的教学进程，构建基础课程平台，基础课程由公共基础课、专业基础课组成，以满足"厚基础"的培养目标。第二阶段为三年级，实现专业方向分化，开展"模块化"教学，"模块课程"由专业核心课程群与专业方向课程组成。第三阶段为四年级，学生开展专业实践与毕业实习。"2+1+1"人才培养模式从主动适应社会发展和促进学生个性发展2个角度，通过明确培养目标、调整课程体系、改革教学方法和考核方法等方面的改革，构建适应地方中医药本科院校的中药专业人才培养模式。

（三）"中药科研实践班"人才培养模式

江西中医药大学的"中药科研实践班"人才培养模式，突出学生主体地位，以培养学生思维能力、学习能力、实践能力和创新能力为重点，强调"以教为中心"向"以学为中心"转变；改革中药学专业教学计划，课程设置以综合素养为核心、以实际应用为导向，突出应用性课程与理论性课程的相互融合，强调实践过程研究和形成性评价，激发学生的内在学习动力和创造潜能，培养具有市场竞争力的实践型、创新型、创业型的中药专业人才。

（四）以就业为导向的专业人才培养模式

通化师范学院将所有课程分为通识课程、学科基础课程、专业课程体系三大模块；再将专业课程体系中的专业选修课程分为医药生产方向、医药研发方向及医药管理与营销方向等多个专业方向。采用"请进来""走出去"相结合的模式，从医药企业聘请专家，为学生讲授课程内容，从中提炼出若干与企业生产相关的问题，带领学生去医药企业实习，聘请相关岗位技术专家实地授课。构建系统化实践教学体系，将化学类课程原有实验课程内容，整合成综合化学实验课程，增加实训实习教学周数，学生大四整个学年进行生产实习，并在实习环节中完成毕业论文研究工作。

（五）三层次三类型多元化人才培养模式

成都中医药大学采用三层次知识和能力体系，中药人才培养知识体系分成基础知识学习、专业素养形成、实践创新能力提升3个层次，每个层次设置相应的课程模块，以培养学生厚基础、精专业、强能力的三层次知识和能力构架。

此外，积极开展三类型人才培养模式：精准定位人才培养目标，培养具有社会主义核心价值观，以传承和发扬中医药事业为己任，具有中医药原创思维，具备扎实的中医药理论知识、熟练掌握现代科学技术和方法的中药学三类型人才。

（六）以适应民族地区特点为导向的人才培养模式

广西中医药大学建立了独具特色的新型中药人才培养体系，注重中医药思维培养，同时融入壮瑶医药思维的培养；通过一系列的措施进行多途径、多角度渗透培养，旨在提高学生在中医药思维、壮瑶医药思维指导下的实践能力，形成特色鲜明的中药学专业人才培养模式。课程体系中添加特色课程，如必修课和限制性选修课中都增设有壮医药学概论、壮药学、壮药资源学、壮医方剂学、海洋中药学等特色课程。教学实践平台建立广西特色药材研展馆，以及室外的仙葫药圃、药王谷、药师山，形成了中药学、壮瑶药学的整体培训体系。实验实训课增加能够体现民族医药习俗的靖西端午药市或恭城药市等见习内容。壮瑶药等民族药课程结合"龙路""火路""谷道""气道""水道"等特色壮医药的理论依据和遣方用药原则进行教学，壮药用药以鲜药为特色，单用为多；瑶药以五虎、九牛、十八钻、七十二风等经典老班药为用药基础，以药浴为用药特色。

（七）结语

根据中医药事业和中药产业发展需求，结合中药人才培养规律，深化中药学专业教育教学改革，提高中药人才岗位胜任力，满足社会对高水平、高素质中药人才的需求，努力切实把中药高等教育发展推向新的高度是每一所中医药院校的首要任务。

2020年7月教育部关于印发《大中小学劳动教育指导纲要（试行）》（教材〔2020〕4号）的通知，要求高等学校的学生强化马克思主义劳动观教育，注重围绕创新创业，结合学科专业开展生产劳动和服务性劳动，积累职业经验，培育创造性劳动能力和诚实守信的合法劳动意识。2022年教育部高等教育司发布了《关于扎实推进劳动教育进入〈普通高等学校本科专业类教学质量国家标准〉工作》的通知，强调了劳动教育在中药学类专业教学质量国家标准的重要性。不难看出，劳动教育在中药学类专业的教学中将会是一个趋势，要求中药学类专业人才达到德智体美劳全面、协调发展，而针对如何高质量和高效率地将劳动教育融入中药学专业人才培养中是各大高校必须思考的问题。

二、基于教学质量国家标准的中药学专业人才职业素质教育的探讨

中药学是中华民族在长期生产生活实践过程中，总结临床防治疾病经验所形成的具有中国传统医药特色的学科，是中华优秀传统文化的重要组成部分，是保障中华各民族繁衍昌盛和人类健康不可或缺的学科体系。为深入贯彻党的教育方针，全力推进中药学高等教育内涵式发展，全面提高中药学高等教育人才培养质量，教育部高等学校中药学类专业教学指导委员会于2013年开始，研究制定了《本科中药学类专业教学质量国家标准》。该标准对中药学类专业人才思想品德与职业素质的培养提出了明确的要求，要培养具有正确

的世界观、人生观和价值观，具有爱国主义、集体主义精神，诚实守信，志愿为人类的健康工作服务；热爱中药事业，弘扬中药文化，熟知中药在"预防、治疗、康复、保健"一体化、大健康医疗模式中的重要地位；养成依法工作的观念，能以国家各项医药管理法规和行业准则规范自己的职业行为；树立终身学习的理念，具有自主学习能力；具有实事求是的科学态度；具有批判性思维、创新精神和创业意识的专业人才。

（一）中药学专业人才职业素质教育的必要性

中药学类课程主要由中药学、中药鉴定学、中药炮制学、中药分析学、中药化学、中药药理学、药用植物学、生药学和天然药物学等组成。中药学类课程学科交叉较多，课程内容繁杂，内容涉及基础理论、植物形态、鉴别、提取分离、功效主治、药理作用、化学成分、理化鉴定、检查分析、制剂、临床应用等多个方面的内容，学习难度比较大。同时中药学专业课程也蕴含博大精深的中药传统文化，是我国优秀传统文化重要的组成部分。在课堂上，对中药学专业学生进行中药传统文化的教学渗透，不但能激发学生的专业兴趣、培养学生的文化自信，而且还能更好地实现优秀传统文化的传承和创新，这对于全面提升大学生整体素养有着重要的理论意义和实践指导作用。

习近平总书记在全国高校思想政治工作会议上强调"要坚持把立德树人作为中心环节，把思想政治工作贯穿教育教学全过程，实现全程育人、全方位育人，努力开创我国高等教育事业发展新局面"。教育部高等学校中药学类专业教学指导委员会于 2013 年开始，研究制定《本科中药学类专业教学质量国家标准》，该标准对中药学专业人才思想品德与职业素质的培养提出更高要求。

（二）中药学专业人才职业素质教育难点

1. 重技轻道，课程思想政治教育难以融入

对于专业课程中融入思想政治教育，目前部分专业教师仍存在理念上的误区。一方面，部分专业教师认为思想政治教育比较空泛，在课堂上融入思想政治教育显得没有多大效果和意义。可见，部分专业教师在专业课程思想政治理念方面依然是模糊不清的。另一方面，从现在的职业教育来看，在中药学专业人才培养方案上，有些高校过分强调技能知识方面的培养，而忽略了思想政治元素的引入，这样学生就不能很好地了解中药传统文化的精髓和内涵，更多的是追求课本理论知识的理解和掌握，进而阻碍了学生整体素质的提高。

2. 机制不够完善，教师及学生积极性不高

目前部分高校对课程思想政治教育机制建设不够完善，学校对专业教师的考评往往以教学和科研为重要指标，如评教、论文、课题，对专业教学中融入思想政治元素缺乏合理的评价体系。因此，一些专业教师或忙于知识教学，或忙于科研课题，缺乏"育人"，对学生的世界观、人生观、道德教育、思想观念等缺乏引导，认为思想政治教育完全是思想

政治理论课教师和辅导员等人的工作，而忽视自身作为一线专业教师应该承担的育人职责，导致专业课程的育人意识缺乏。

（三）中药学专业人才职业素质教育建设

高校肩负着培养德才兼备人才的重任，《中药学类专业教学质量国家标准》对中药学类专业人才思想品德与职业素质的培养提出明确要求，在实际教学中要继续提高传统专业课程在育人方面的优势，同时进一步深入挖掘专业课程中的思想政治元素，并不断探索新的教育途径，充分发挥出"潜移默化"的育人功能。

1. 提升专业教师课程思想政治能力，完善考核评价机制

在专业课程中融入思想政治教育，关键在于专业教师。专业教师除了自身要有扎实丰富的专业知识，同时还要具备坚定的理想信念，要探索在专业课程中挖掘思想政治元素，使育人润物无声地融入课堂教学的各项活动中。因此高等学校要重视一线专业教师的培训，不断提升专业教师的综合素养，通过培训使教师真正意识到课程思想政治的重要性和必要性。要坚定文化自信，在课堂授课时，学生们潜移默化地传授中药传统文化，激发学生对专业课程学习的热情和积极性，提高学生的自信心，让中药学变得更有活力。

思政教育的推进要紧紧依靠专业课程，在专业课程中融入思想政治教育的行为习惯形成是一个渐进式的、逐步改造的过程，所以不能仅依靠专业教师自身的主动性，构建有效的考核评价机制亦是关键。一方面，完善新的教学评价体系，要推进在评价中体现对学生人格人性的考察和考核。另一方面，要建立有效的学生评价体系，因为专业教师在课程中融入思想政治教育的成效如何，最直接的反馈就是学生的评价。同时还须建立第一课堂思想政治教育工作的相关考察机制和奖惩措施，并在核算绩效、评奖评优、职称评聘等方面体现，这样就可以提高专业教师对思想政治教育重要性和必要性的认识，以及在专业课程中融入思想政治教育的工作热情。

2. 结合课程特点，挖掘思政元素

中药学类专业课程交叉融合比较多，可根据不同课程特点挖掘思政元素，开展思政教育。以中药鉴定学为例，讲解该学科的发展史，从最早的《神农本草经》到唐代的官修本草《新修本草》，再到李时珍的《本草纲目》及清代的《本草纲目拾遗》等，充分展示了中药文化的源远流长，可让学生了解到传统文化的博大精深，提高中华民族的文化自信。中药鉴定学的一个重要任务是评价中药材的真伪优劣，教师通过中药真伪鉴别的讲授，可以灌输给学生们为人诚信、去假存真的意识，从而增强学生的社会责任感。

将思想品德、人文素养、职业素养、态度养成及沟通协调等能力融入中药学专业课程的培养目标中。以中药资源学为例，可给学生们灌输珍惜资源、开发资源、求真务实、传承创新等思维。我国中药文化源远流长，拥有丰富的中药资源，在中药资源学课程中，通过进行中药资源普查，摸清我国的中药资源家底，坚定保护中药资源、为人类健康服务的

决心同时，引导学生了解中药在世界天然药物研究领域的贡献和优势，增强民族自豪感和文化自信。

（四）结语

《中药学类专业教学质量国家标准》对中药学类专业人才思想品德与职业素质的培养提出了明确的要求，高校在培养人才中德育教育应处于更加突出的位置。知识传授过程融合思政教育是一种新的德育理念，专业课程中融入思政元素是一种趋势。针对融入难、成效不足等难题，还需要不断地探索、攻关，除了提升专业教师课程思政能力、完善考核评价机制、多方面挖掘思政元素等，我们还需要从多个角度进行引领，比如以大赛为引领，传承文化和弘扬工匠精神；构建以社团为载体的中药传统文化传承模式；在社会实践中融入中药传统文化；用新媒体丰富中药传统文化的教育途径等。高校思政教育任重道远，培养德才兼备的中药学人才还需不断努力。

三、基于国家标准和课程思政的中药学专业课程教学改革与实践

习近平总书记在 2016 年 12 月召开的全国高校思想政治工作会议上强调："高校思想政治工作关系高校培养什么样的人、如何培养人，以及为谁培养人这个根本问题。要坚持把立德树人作为中心环节，把思想政治工作贯穿教育教学全过程，实现全程育人、全方位育人，努力开创我国高等教育事业发展新局面。"并指出："各门课都要守好一段渠、种好责任田，使各类课程与思想政治理论课同向同行，形成协同效应。"2017 年，中共教育部党组印发的《高校思想政治工作质量提升工程实施纲要》指出："大力推动以'课程思政'为目标的课堂教学改革，……梳理各门专业课程所蕴含的思想政治教育元素和所承载的思想政治教育功能，融入课堂教学各环节，实现思想政治教育与知识体系教育的有机统一。"2020 年 5 月，教育部印发了《高等学校课程思政建设指导纲要》。近年来，课程思政在高等学校专业课中蓬勃开展。中药学是我校的优势特色专业，也是我院的主打专业，2020 年获批国家级一流本科专业建设点。为了全面深入贯彻落实习近平总书记关于教育的重要论述，进一步贯彻落实教育部关于高等学校课程思政工作的重要精神，把思想政治教育贯穿人才培养体系，全面推进高校专业课课程思政建设，发挥好每门专业课的育人作用，提高中药学专业人才培养质量，特制定中药学专业思政体系和实施意见。

2018 年，教育部发布了《普通高等学校本科专业类教学质量国家标准》，为高校教育教学工作的开展提供了行动路线图，为教育部指导与管理工作的开展提供了依据，为全国高等教育的高质量快速发展谋划了蓝图。该标准突出了"兜住底线、保障合格、追求卓越"的三大特点，是全国各高校教育教学工作的基本纲领。加强中药学高等教育内涵式发展，提高中药人才培养质量，是推动中医药现代化进程，为人民提供更好的医药卫生保健服务的需要。此外，《普通高等学校本科专业类教学质量国家标准》还特别强调，各高

校要结合自身定位和特点办出特色。

下文将主要围绕课程思政和教学质量国家标准介绍我校中药学专业课程的教学改革和探索经验，以期为新形势下其他专业课程的改革实践提供参考和借鉴。

（一）课程设置特色鲜明

根据《普通高等学校本科专业类教学质量国家标准》的要求，中药学专业毕业生还应具备中医药思维和中华传统文化知识。故在课程设置上增设了中药学导论、中国传统文化与中医、本草典籍选读等具有中医药特色的课程，除此之外还开设有专题讲座、学科知识竞赛、校园文化活动、社会实践、公益活动等第二课堂加强培养学生中医药思维，弘扬中医药文化。由于广西地处中国南疆，是个多民族聚居的自治区，少数民族医药的理论和诊疗技术极具特色，亦是中华的传统文化，故立足广西中药资源和少数民族多样性医药资源优势，我校在中药学专业的特色限选课上增加壮医药学概论、壮药学、壮药资源学、瑶医药学概论等课程，让学生熟悉了解壮瑶医药相关知识，认识到壮瑶医药是我国传统医药的重要组成部分，仍是广大人民群众赖以防病治病、保障健康的主要卫生资源之一。在弘扬中华优秀传统文化的同时培养学生的民族自信、文化自信、专业自信，培养更多高素质符合国家质量标准的中药学人才，为广西的壮瑶药发展、大健康产业培养优秀人才。

（二）教学内容与时俱进

由于科学技术的高速发展，科研成果不断涌现。中药是一个复杂体，由多成分组成，具有多靶点、多功效。随着技术的不断发展，对中药的成分与机理的研究不断深入、明确。对标《普通高等学校本科专业类教学质量国家标准》将中药行业与产业发展形成的新知识、新成果、新技术引入教学内容，集成、整合已有教学改革成果，重视对学生创新精神、实践能力和创业能力的培养。具有运用现代科学技术与方法进行中药学科学研究的基本能力是中药学专业的技能目标之一。故在教学内容上引入新成果、新知识，培养学生守正创新理念，鼓励学生不断探索、勇攀高峰。在中药学各核心课程的教学内容中增加具有广西地域特色的优质资源"桂十味"与31种广西区域特色药材的介绍，培养学生的家国情怀，也给学生指明今后发展的方向。临床中药学的授课中增加治疗新冠病毒感染的清肺排毒汤、化湿败毒汤、宣肺败毒汤的介绍，增强学生对中医药发展的信心。中药鉴定学课程增加分子生药学的内容，介绍最前沿的中药鉴定知识，拓宽视野，提升学术水平和科技创新能力。

（三）教学方式多管齐下

以学生为中心是目前高效培养人才的基本要求，也是大学教学改革的发展方向。为体现"以学生为中心"的教学理念，改变传统的授课方式，采用发现教学和情景教学相结合策略，激发学生的好奇心和求知欲，充分调动学生的积极性和主动性，提高学生发现问题和解决问题的能力。在教学方法上改变多以教师讲授为主的模式，将讲授、课堂翻转、操作与练习、示范、讨论、小组合作、自我评价等教学方法连接起来，充分利用师生互动、生生互动教学环节引发学生思考，将枯燥的理论知识学习变得生动有趣，提高课堂效率，提升教学质量。

随着我校一流课程的建设，中药学专业的多门专业课程均列入一流课程建设当中，如临床中药学、中药鉴定学、中药化学、中药分析学等均采用线上线下混合教学模式进行教学，教学资源采用课程团队录制上课视频，或者利用中国大学 MOOC（慕课）－国家精品课程在线学习平台上已有的资源，尤其是国家精品课程的资源，利用雨课堂、慕课堂、对分易、QQ 课堂等教学辅助平台发布相关教学视频、习题、讨论等教学资料，开展线上教学监督与质量考评，线上教育教学总体效果评价分析等教学环节，有效提高学生的自主学习能力，提高学习效率。

（四）实践环节多重强化

教学实践是中药学专业课程必须具备的教学环节。为了适应社会发展，满足职业岗位的需求，加强学生的实际操作能力，侧重培养发现、分析与解决问题的能力，对中药学专业的教学实践环节进行系列改革。一是优化课程内实验，增加设计性实验的内容，给定一个主题，让学生根据已学知识设计具体方案并在实验课中完成；充分利用虚拟仿真实验平台——广西常见药用植物识别仿真实验系统，广西临床常用中壮药虚拟仿真实验系统、中药饮片识别、壮药学野外认药数字化教学系统进行授课，增强学生的实操能力。二是调整综合实训课内容，除了强化课程内实验的内容，还增加与实际工作岗位相符合的内容，对中药药剂、中药炮制、中药鉴定等进行专项实训，通过在中药药剂 GMP 车间、中药饮片炮制实训室、中药辨识馆等特色专业展馆训练，强化实践能力，培养综合运用中药学专业知识的能力。三是落实与加强实习环节，包括岗位实习、实习前技能培训、毕业实习（包含毕业论文实习、生产实习两部分），让学生到制药企业、药检所、医院药剂科、药物流通机构和药物制剂基地等单位开展实习，了解与本专业相关的岗位实际工作内容，在实践中获得相关专业技能，增强实际操作能力。

（五）结语

以《普通高等学校本科专业类教学质量国家标准》为基本纲领，坚持"传承有特色、创新有基础、服务有能力"的中药学类专业人才培养原则，融入课程思政，加强课程建设与整合，主要从课程设置、教学内容、教学方式、实践环节几方面进行教学改革探索和实践，加强中华优秀传统文化、中医药文化教育，促进学生全面发展和适应岗位需求，全面提高中药人才的培养质量，推动中药高等教育内涵式发展。

四、《本科中药学类专业教学质量国家标准》实施的意义

《本科中药学类专业教学质量国家标准》作为现代中药高等教育发展的规划蓝图，对传承和弘扬中医药文化，新的时代背景本科中医药类专业教学适应社会主义现代化建设，巩固中医药类专业改革成果，以及人才培养高质量发展有着标准性的意义。

2014年教育部颁布的《本科中药学类教学质量国家标准》明确提出，中药学类专业毕业生应具备中医药思维和中华传统文化知识，具有传承传统中药学理论与技术的能力；中药学类毕业生必须要热爱中医药事业，弘扬中医药文化。中医药文化是独具特色的中华传统文化不可或缺的一隅，凝集了中华传统文化的核心价值观，以及浩渺的哲学思想和中华民族先哲的健康养生之道。习近平总书记在十九大报告作出关于推进"坚持中西医并重，传承发展中医药事业"国家公共卫生工作重点安排。传承和发扬中医药文化是提高国家文化软实力，打造健康中国，提升文化自信的重要途径，《本科中药学类专业教学质量国家标准》的实施有利于推动对中医药文化的深入研究，科学吸纳优秀的中医药文化精华，创新性传承知识理念。增强了学生对本专业以及中医药文化，中华传统优秀的文化底蕴全面了解，培养了学生对中医药文化哲学内涵的充分认知。

本科中药学类专业教学是相应人才培养的基本节点，要始终服从从实际着力，坚持以人为本，服务于人民，服务于中国特色社会主义建设，服务于改革开放和社会主义现代化建设。在当下全球经济衰退，疫情肆虐的大环境下，中医药发展迎来了难得的历史窗口期，中医药的发展也面临着前所未有的机遇与挑战。培养拥有创新能力和创新意识的中医药高等复合型人才，是中医药走向国际化和创造影响力的有力保障，更是中医药更好地服务于健康中国的重要支撑点。优化提升中医药产业链与壮大中医药类科研事业的发展，中药学类本科人才的培养至关重要。作为培养具有新时代创新创业型中医药类高级专业人才的基础，中药学类本科人才的培养应当注重质量和数量并重。"以标促建"，本科中药学类专业教学建设是高等中医学类院校整体办学水平，学术水平和教学水平的核心竞争力，《本科中药学类专业教学质量国家标准》要求培养掌握所需的自然科学，人文社会科学知识和中华传统文化，具有中药学基础理论、知识、技能，以及相关交叉学科等方面的知识和能力，能够开展中医药科研、教学、生产以及管理等方面，具有创新创业能力，具有良好的职业素养和职业道德，符合中医药事业发展所需和中国特色社会主义现代化建设的德智体美劳全面发展的专业人才。《本科中药学类专业教学质量国家标准》的实施对中药学类学科建设遵循社会生产力发展规律，自然学科发展规律立足于当下，展望未来提供了夯实的理论指导。

《本科中药学类专业教学质量国家标准》提出中药学类中医药学类专业课程设置应当紧紧围绕培养具有传承基础优秀理论实践型、高素质创新型服务专业人才，应当紧抓中医药理论发展与现代科学理论发展相结合的基本原则。这就要求本科教育期间必须注重在

基础化学、生物、医学等方面交叉中药学知识，在本专业的基础课和专业课上更要体现中医药的核心思想，善于将所学的理论基础与实践技能相结合，对传统医药学与中医药学的基础进行差异化分析，譬如传统药剂学与中医药药剂学的区分，生药学与中药鉴定学等学科的区别。《本科中药学类专业教学质量国家标准》的实施以主干学科作为依托，突出院校根据国家与经济社会发展，理清办学定位，发展规划，结合产业优化专业结构与布局；以学术委员会，学位委员会和教学指导委员会等学术机构的决策为发力点，融合中药学与多学科交叉，以及其他学科对中药学的促进作用建立有效机制。明确的人才培养目标是学科人才培养的基础和前提，在此基础之上学科建设需要注重课程设置的合理性，兼顾两个各学科内容，注重理论和实践的结合，保证学生课程和各部分科室设置的合理性。在课程建设上需要顾及中医药信息学论、中医药信息学处理技术、中医药信息标准化和信息化语言系统、中医药信息学应用等方面内容，促进学生在掌握中医药学基本知识的前提之下更好地运用信息化技术，更好地与新时代发展背景之下对中医药人才的需求相符合。

培养具有创新型科技人才是国家人才战略基本要求，高等院校应发挥自身特长在培养和选拔所需人才方面充当生力军，而中药学类专业应注重人民健康发展乃至社会经济发展，随着社会对中医药人才的需求从单纯的应用型向创新创业型转变，应当重视中医药人才的全面发展，培养一大批满足不同时期需要具有创新精神的拔尖创新人才，培养具有扎实中医药理论基本知识和熟练掌握专业技能的高层次、高素质、创新型复合型人才。《本科中药学类专业教学质量国家标准》的实施积极推进多院校注重培养多学科交叉协同创新型人才，改革培养机制，摆正本科教育在人才培养中的重要性，强化中药学类本科专业教育是培养具有科学创新性，基础知识扎实，素质协调发展的高技术人才的基础。《本科中药学类专业教学质量国家标准》要求本科阶段了解中药的基础理论、药物药性理论及药物使用的基本原则，了解中药的药效物质基础和机理，理解中药在中药研究、生产和质量评估中的重要作用，了解中药生产工艺、中药检验、品质评定等基础理论与方法，具备基本的药剂服务知识和基本操作技能，了解中药的储藏与养护基础，了解中国传统文化的哲学、文学、历史等方面的知识。

五、本科中药学类专业教学质量国家标准实施回顾

自《本科中药学类专业教学质量国家标准》发布以来，大部分高等中医药院校中医学专业目前已实施了专业认证，积累了一定的专业建设经验。中药学类专业课程目标的设定与调整要实现"三统一"，即中医药传承与创新的统一，中医药思维与现代科学思维培养的统一和中医药知识传授与能力培养的统一，同时强调中医药文化的传承。《本科中药学类专业教学质量国家标准》的实施，促进学生知识、能力与素质的协调发展，各学科承前启后的集群式教学既拓宽了学生的视野，同时又锻炼了学生的发散思维。教师的教学结合中药学类的特点加以运用现代教育技术，在专业知识，人文素养，理论实践等方面相辅相

成，深入浅出，以学生实际反馈作为教学重心，不断完善教学方法。教学与科研，理论与实践相互配合，加强对学生的科学反哺式教学。建立完善的师资质量评价体系，遵循全面评价原则，不仅要注重教师的科研水平，也要注重教学水平和个人综合素质，及时更新教师教育理念。遵循系统性原则，各项能力指标都能反映到课程教育上，受益于学生。遵循层次性原则，具体事宜的权重比例，规定及要求，进行具体阐述说明。遵循可操作性原则，客观公正公平地评价教师教学质量，尽量对所观测的内容和过程进行量化分析，对不能量化的工作能够科学、合理地定性分析。遵循主观和客观相结合原则，主观评价和客观标准相结合，在整个价值评判体系中做到专业、公平、公正。在课程设计及教学大纲制定方面立足于基础理论与市场需求、行业发展相结合的方式，制定针对性目标，突出中药特色。在教学大纲的设计上，要坚持明确制定的目标是为人服务，解决中医药用药问题，强调中医药理论、中医药思维、中医药临床用药经验。通过对中医药及其相关行业的研究并结合自身特点设计、评价课程、制定培训方案、知识能力、素质等方面的内容。《本科中药学类专业教学质量国家标准》所规定的中药学本科人才培养满足的基本条件，即在"立德树人""以思想为导向""强化中医药文化的继承""保持中药特点"等方面来体现。在此基础上，将中医的基本理论与现代医学、生物基础知识相融合，尤其是在专业的基础课程和专业课程的教学中，要将中医药学的思维与现代基础科学思维相融合，将传统中医药与现代中医药的理论和技术相融合。

中医药类专业应促使学生匹配自身能力、素质、知识等方面协调发展，注重理论与实践相结合，《本科中药学类专业教学质量国家标准》提出了中药学类专业实践教学要以培养学生的实践与创新为中心，以岗位胜任能力为基准，以现代科学思维和中医药思维培养为导向，构建完备合规的中药学类专业实践教学体系，更新实践教学内容、改革教育，给学生创建一个启发式的实践平台。充分利用现代教育技术，开创具有综合性、新颖性、与中医药学大健康发展有关的实践课程。强化高校与高校实践基地的协作，建立开放共享的实验教学和创新创业的交流平台，突出产学研用，积极探索，改革创新。加强学生学习过程管理，注重形成可行性评价，通过各种科学管理途径对学生学习形式，学习能力，团队协作能力进行评价管理，开放式的评价有助于使学生从被动接受到主动参与的转变，提高学生对中医药学术专业的兴趣，有益于教师与学生之间的互动，有助于教师教学内容的改进和强化学生对中医药思维的认识，培养学生自主学习中药学科从传统到现代，从理论到实践，再到继承、再创造等。坚持中医药教育的客观规律，坚持教育的传统，适当释放课堂时间，引导学生利用中医药传统理论思考问题。优化考核内容，注重中医药基础性、创新性和实践性相结合，注重综合性、差异性、综合性、分析性考核中医药内容。着力提高学生的团队合作及实践能力，探究讨论中医药传统理论和传统技术灵活运用。开拓学生对中医药前沿科学认知，着重培养学生自主查找收集文献和相关科学文刊动态，对完成相关的考核有着较深的影响。在中药学类专业教学标准、相关课程标准和实习实践标准的基础上形成高标准教学质量评价，明确教师职能，推动中医学类课程建设和专业与实际的标准化建设。形成教学监督常态化管理，有利于对建立有效教学质量监督机制的改革创新。教学管理系统化的建设更有利于加强对高校教育工作质量的科学化和系统化管理，有助于提高高校教育的综合素质。中医药学科的课程改革要以传承发展中医药为己任，以问题为导向，以学生为核心，以传承有特色、创新有基础、服务能力的中医药学类专业人才培养为方针，加强中医药学类专业课程建设与整合，加快推进现代信息技术与中医药学类专业课程教学深度融合。强化中华优秀传统文化、中医药文化教育，建设适应我国中医药事业发展、中医药大健康的产业，适应知识传承规律和中医药人才成长的规律，满足中药学类专业学生职业的发展。

六、本科中药学类专业教学质量国家标准实施展望

习近平总书记强调，要遵循中医药发展规律，传承精华，守正创新，加快推进中医药现代化、产业化，坚持中西医并重，推动中医药和西医药相互补充、协调发展，推动中医药事业和产业高质量发展，推动中医药走向世界，充分发挥中医药防病治病的独特优势和作用，为建设健康中国、实现中华民族伟大复兴的中国梦贡献力量。什么是"传承精华"，既继承优秀传统中医药文化。中国传统文化是中医药学的内在文化基因，中医药文化的产生和发展根深蒂固地扎根于中华优秀的传统文化，它的发展与中国的传统文化有着密切的关系。传统文化对中医药的价值观念、思想基础、内在精神等各有支撑与推动作用。《本科中药学类专业教学质量国家标准》的实施，使得中医药科学理论能够得到广泛的传播，特别是在国家大力推广优秀文化输出的时代大背景下，中医药科学理论作为中华文化的优秀代表之一，对弘扬中华先进文明，展现我国文化输出软实力有着举足轻重的作用。中医药文化自信，就意味着对中医科学理论，中医药临床思维乃至中医药思维的充分肯定，也是对中国传统优秀文化的肯定。《本科中药学类专业教学质量国家标准》的实施一方面有利于中国国民自身健康养生的发展，另一方面助于促进与国际相通，有助于促进中医药文化在国际传播与推广，推动打造人类卫生健康共同体。遵循中医药自身发展规律，学习中医药经典，医学经典是中医药学科的摹本、权威观点，是构成中医理论体系的基础。而古典中医药学经典以经学为核心，其他学科知识为支点，建立了完备的科技树，"温故知新"和"读经典"，作为中医学的基本规范，是中医学的根基，必须通过不断地研习经典来巩固。

"守正"既守的是医者的正道仁心，《本科中药学类专业教学质量国家标准》明确指出培养具有良好的世界观、人生观、价值观，具有爱国主义、集体主义精神，身心健全，诚信，自愿为人民的卫生事业奉献；培养法律意识，按照有关法律、法规、产业标准来指导自己的工作，做到实事求是、科学化、对生命的敬畏；具有健全的医德，全面认识中药的使用最终目标是维护人民的可持续健康，并将其用于发现、制造和合理使用中医药是自身专业职责的一种合格的专业人才。遵循中医发展的基本原则，研究传统文化，医学经典

是中医药学科的摹本、权威观点，是构成中医理论体系的基础。而古典中医药学经典以经学为核心，其他学科知识为支点，建立了完备的科技树。新时代背景下，中医药类专业根据《本科中药学类专业教学质量国家标准》要求应当着眼于实践中，首先应该明白临床实践的目的是什么，既在掌握基础技能的前提下检验学习成果，查漏补缺，以经典出发，不断地温习反哺自己的实际临床能力。中医经典是中医学理论体系总纲，只有不断学习中医药学经典才能夯实基础，指导临床实践；导师机制的完善助力学生临床实践能力的进一步提高，通过襄诊，传承名师破解疑难疾病时思辨的能力与技巧，并通过临床实践验证，多临床、早临床、反复临床，将体悟心得外化为有形可证的中医药诊疗优势。

　　创新是中医药自身发展的必经之路，而建立和实施规范的《本科中药学类专业教学质量国家标准》只是中医药学迈向世界舞台的一小步，中医药不仅仅在疗效和文化传播方面有所建树，更要掌握绝对的话语权，这就需要国际标准的认同。中医具有独特的专业特征和分类，具有完整的知识库和系统的理论架构，以及丰富的临床实例。随着全球化更深和更开放地递进，中医药能在现代科学空间中保持勃勃生机，关键在于对本学科面向事情本身的自我思考和创新变革。中医药学科的改革与发展必然导致中医的理论认识发生变化。创新是临床技术和方法不断提升的要求。中医药传统方法论临床优势的发挥和当代医药学的前沿思想与方法，是对传统医学技术与方法论的合理核心加以梳理与发掘。这与《本科中药学类专业教学质量国家标准》所要求的课程学习和能力达标不谋而合。创新是提升中医药医疗服务质量的必然选择。现代医学目标与医学形态的转变，使现代医学发展呈现出"交汇化"的迹象，而医学模型的重心已由对准单一的某种疾病治疗转变为全面考虑到人口、健康谱、疾病谱的变迁，综合多个领域的发展，以病人为本的一体化治疗，寻求最优的临床途径；为患者提供最佳的医疗护理及高品质的卫生保障护理。为此，必须掌握2个基本的创新层面：一是了解病人的需求，帮助各级各类医疗机构提升医疗服务的满意度；二是利用资料的综合运用，提高中医药的医疗、科研和教学水平，在中医药的各个方面进行了深入的探讨与运用。

　　《本科中药学类专业教学质量国家标准》始终围绕中医药学类高等教育发展客观需求，坚持"以服务于人为中心深化改革与创新为导向、培养复合型人才为着力点，产出为目标"四大基本原则。要以建设具有中国特色、世界一流水平的中医药学类高等教育标准体系为导向贯彻落实《本科中药学类专业教学质量国家标准》，坚持以服务于师生、服务于人民为首要任务，把激发学生创新思维作为着力点，推动中药学类专业本科教学从简单的课堂一对多教学转变为学生主动学习基础知识，在此基础上创新实践，教师指导；强调产出为目标，要审时度势对接经济社会发展需求，科学合理确定中医药专业技术人员的培训对象、合理的培训计划、合理的课程安排和不断更新的教学内容；切实提升专业人才培训目标、社会适应和保障条件；提高所需过程完整性对结果的有效性；强化持续改进的制度建设，健全专业的管理制度，将常规监督和常规考核相联系、及时评价、反馈，不断改进、提高。

参考文献

[1] 许婧睿, 闫贵明, 赵珊, 等. 依据教学质量国家标准的本科护理学专业社区护理实习模式的探索与实践 [J]. 中国实用护理杂志, 2019, 35 (22): 1681-1684.

[2] 张子龙, 马长华, 窦津晶, 等. 中药学专业教育教学发展 60 年回顾与思考 [J]. 中国中医药现代远程教育, 2019, 17 (8): 130-133.

[3] 石继连, 周逸群, 肖嫩群, 等. 中药学专业 "2+1+1" 人才培养模式的构建与实践 [J]. 时珍国医国药, 2017, 28 (6): 1463-1465.

[4] 胡彦武, 于俊林, 关颖丽, 等. 以就业为导向的地方高校中药学专业人才培养模式研究: 以通化师范学院为例 [J]. 当代教育实践与教学研究, 2015 (12): 144.

[5] 彭成, 傅超美, 邓赟, 等. 中药学三层次三类型多元化人才培养模式的构建与实践 [J]. 中国卫生事业管理, 2017, 34 (3): 224-226.

[6] 彭成, 傅超美, 邓赟, 等. 中药学三层次三类型人才培养模式的研究与改革 [J]. 中药与临床, 2017, 8 (1): 48-51.

[7] 黎理, 王孝勋, 马雯芳, 等. 以适应民族地区特点为导向的中药学专业人才培养改革: 以广西中医药大学为例 [J]. 成都中医药大学学报 (教育科学版), 2019, 21 (3): 5-6, 10.

[8] 孙红, 王博妍, 孙妍. 课程思政背景下中药学专业课程融入中医药传统文化的教育途径 [J]. 现代职业教育, 2021 (45): 24-25.

[9] 沈霞, 史亚军, 唐志书, 等. 思政教育与中医药高校中药学类专业课教学融合初探 [J]. 陕西中药大学学报, 2021, 44 (4): 119-123.

[10] 冯秀芝, 任艳玲, 刘立萍, 等. 中药学课程思政教育资源的挖掘与实施途径研究 [J]. 卫生职业教育, 2020, 38 (11): 27-28.

[11] 张凤瑞, 苏文龙, 刘青梅, 等. 基于中药学教学过程与思政教育有机融合的探讨 [J]. 中医教育, 2019, 38 (5): 66-68.

[12] 程轩轩, 李钟, 马鸿雁, 等. 中药鉴定学课程思政建设的探索 [J]. 中国中药现代远程教育, 2022, 20 (6): 167-169.

[13] 王培珍, 许伟英, 徐汉荣, 等. 中药鉴定学教学融入课程思政元素的探讨 [J]. 中医药管理杂志, 2021, 29 (11): 47-49.

[14] 李德成, 刘庆燕. 互联网背景下中药学课程思政教育探析 [J]. 发明与创新 (职业教育), 2019 (11): 38-39.

[15] 马云飞. 习近平在全国高校思想政治工作会议上强调: 把思想政治工作贯穿教育教学全过程 开创我国高等教育事业发展新局面 [N]. 人民日报, 2016-12-09 (1).

[16] 教育部高等学校教学指导委员会. 普通高等学校本科专业类教学质量国家标准 [M]. 北京: 高等教育出版社, 2018.

[17] 杨琳, 郭宏伟. 基于教学质量国家标准的中药学类专业课程改革探析 [J]. 湖南中医药大学学报,

2019，39（8）：1047-1049.

[18] 汪潇，张建武，李青霄，等. 基于《教学质量国家标准》的高校人才培养实践与改革探讨 [J].
内江科技，2021，42（6）：119-121，118.

[19] 陈洪根，牛小娟，周昊飞，等. 基于课程思政和教学质量国家标准的专业课程教学改革与实践 [J].
大学教育，2022（4）：37-39.

[20] 闫英梅，樊驰，李小燕. 以学生为中心的大学教学方法探讨 [J]. 新校园（上旬），2018（4）：
21.

[21] 时军，赵平，张彦，等. 面向中药学类专业的中医药文化课程体系建设 [J]. 药学教育，2020，
36（6）：34-37.

[22] 张杨，邹元君. 中医药信息学发展与学科人才培养的思考 [J]. 当代教育实践与教学研究，2020
（12）：164-165.

[23] 杨琳，郭宏伟. 基于教学质量国家标准的中药学类专业课程改革探析 [J]. 湖南中医药大学学报，
2019，39（8）：1047-1049.

[24] 许盈，潘宇，杨丽，等. 传承精华　守正创新：新时代中医药发展的根本遵循 [J]. 湖南中医药
大学学报，2020，40（7）：872-876.